Contemporary Endodontics

外科的根管治療の必要性

編・著 井澤常泰（東京都・井澤歯科医院）
吉岡隆知（東京都・吉岡デンタルオフィス）

デンタルダイヤモンド社

刊行にあたって

　歯科医師であれば"歯根端切除術"を知らない者はいない。歴史的には19世紀からある術式だが、この"歯根端切除術"という術式名が、いかにも歯根の先端を切除するだけの外科処置という印象を与えている。過去の術式はフラップ、骨窩洞とも大きく、肉芽組織の掻爬、根尖切除に重点がおかれていたが、最終的に逆根管拡大を行い逆根管充塡することがこの治療の目的であり、この手術はまさに根管治療そのものなのである。そのため本書では、"歯根端切除術"という用語は避け、"逆根管治療"と表現することとする。"Endodontic Microsurgery"とは、マイクロスコープ下で行う逆根管治療のことであり、合わせて"逆根管治療"と表現する。

　前述したように、歯科医師なら誰でも知っている逆根管治療であるが、実際に施術したことがある歯科医師は多くはないと推測される。なぜならば、この術式を学ぶ機会がほとんどないからに他ならない。講義で聴いたことはあっても、臨床のトレーニングを受ける機会がないのが現状である。加えてこの手術は、歴史が長いことから、古い術式や我流がまかり通り、挙句の果てに成功率が低く、腫れて痛い手術というレッテルが貼られたままなのである。

　本書は逆根管治療に対する間違った考えを払拭するために、現時点における逆根管治療のスタンダードをわかりやすく解説するものである。

2016年9月

井澤常泰

CONTENTS

刊行にあたって ……………………………………………………………… 3

1 なぜ逆根管治療は避けられるのか。
　逆根管治療は誰にでもできるのか。……………………… 井澤常泰　6

2 なぜ患者紹介が必要なのか。
　なぜ患者を紹介できないのか。…………………………… 井澤常泰　12

3 症例の選択　逆根管治療が必要な症例の診断基準
　………………………………………………… 辺見浩一　吉岡隆知　18

4 解剖学的複雑性とCBCTによる3次元的診断の必要性
　………………………………………………… 山内隆守　吉岡隆知　30

5 現在、マイクロスコープに求められているものは……
　……………………………………………………………… 井澤常泰　48

6 逆根管治療を行うためのポジショニングとアシスタントワーク
　……………………………………………………………… 井澤常泰　52

7 Microsurgical Instruments ……………………………… 坂上 斉　60

8 麻酔と止血 ………………………………………………… 古畑和人　74

9 軟組織の取り扱い ………………………………………… 八幡祥生　86

Contemporary Endodontics
外科的根管治療の必要性

10 骨窩洞形成と根尖切除 …………………………………… 吉岡俊彦　98

11 逆根管窩洞形成と逆根管充塡 …………………………… 須藤 享　110

Topics 1 外科的根管治療のやり直し症例 ………………… 井澤常泰　122

Topics 2 Odontogenic Sinusitis ……………………………… 井澤常泰　128

Topics 3 Surgical Inspection ………………………………… 井澤常泰　133

column ……………………………………………………………… 井澤常泰

1　CBCTの撮影 ……………………………………………………… 47

2　逆根管治療とドレープ …………………………………………… 59

3　逆根管治療中の追加麻酔 ………………………………………… 85

ブックデザイン：㈱スリーライト

なぜ逆根管治療は避けられるのか。逆根管治療は誰にでもできるのか。

井澤常泰 Tsuneyasu IZAWA （東京都・井澤歯科医院）

　根管治療がマイクロエンドへと進歩して約20年、マイクロスコープ、根管治療用超音波チップ、Ni-Tiファイル、MTA、CBCTなど新しいテクノロジーの導入や、MB2、isthmus、Biofilm、pulp revascularizationなどの根管治療に関する生物学的理解の深まりもあり、いままでは治療不可能として抜歯されていた歯でも、再根管治療により保存し機能させることが可能となった。ところが、いかにマイクロエンドが進歩してもまったく変わらないのが根管の解剖学的複雑性であり、根管内の細菌感染を完全に除去することは不可能なため、根管治療の成功率はいまだに100%には至っていない。とくに再根管治療においては、根管の複雑性に加えて、治療によるエラーも重なることから、根尖病変を有する再治療の成功率は、初回治療に比べ著しく低い[1]。

歯根端切除術はEndodontic Microsurgeryへ

　根管治療がマイクロエンドへと進歩したのと同様に、歯根端切除術はEndodontic Microsurgeryへと進化した。CBCTで診断し、マイクロスコープ下で行う逆根管治療は、超音波レトロチップで逆根管拡大を行い、MTAまたはEBAによって逆根管充填することでその成功率を90%以上にまで向上させた[2]。再根管治療を行っても治癒しない、あるいは通法の根管治療では処置ができない症例について、次の手段として逆根管治療を行うことは根管治療専門医にとってはルーティンなことであるが、一般開業医（GP）は自分が受けてきたトレーニングや経験が治療法の選択に大きく影響するため[3]、逆根管治療をするという発想がない。

　さらに、現在の日本歯科界において、いまだに逆根管治療が正しく理解されておらず、かつ、正しく行える歯科医師が少ないのが現状で、治る見込みがないにもかかわらず、再根管治療を繰り返すことが正しいことのように考えられている。これでは自分の歯を保存したいという患者の希望に応えることはできず、根管治療のみならず、歯科治療に対する信頼を失うことになるのではないだろうか。

　筆者は、まずは歯科医師サイドの考え方を変える必要があると考える。すなわち、スタンダードな根管治療を心がけることが第一であり、その術式で治らない症例については逆根管治療を検討するということである。ここでいうスタンダードな根管治療とは、決して最新の技術を習得することではなく、ラバーダム防湿にはじまる一連の無菌的処置の徹底、緊密な根管充填、封鎖性のよい歯冠修復を意味する。また、治療介入のタイミングは歯科医師により個人差があり、症状が出てから、あるいは病変が大きくなってからでないと患者に再治療を勧めない歯科医師がほとんどだが[4]、これは大きな間違いである。

　Janssonら[5]、逆根管治療終了後1年でリエントリーし、経過が良好な症例と不良な症例のアタッチメントロスを調べたところ、根尖の治癒が不良な症例では、有意にアタッチメントロスが大きかったと報告している。また、根尖病変はある

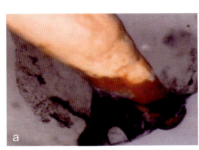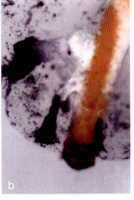
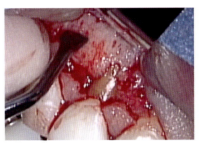

図❶ X線写真では単純に見える根管でも、根尖付近には側枝、分岐があり、機械的拡大、根管洗浄の及ばない部位もある（東京都・吉岡デンタルオフィス、吉岡隆知先生のご厚意による）

図❷ 根尖病変の存在を指摘されたが、症状がないため5年間放置した症例

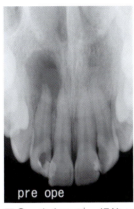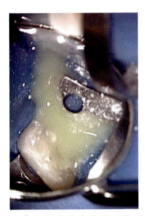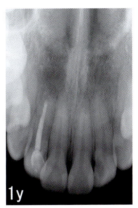

図❸ 患歯は2|。根管からの排膿が止まらず、根管は1年間開放されたままである

図❹ 根尖を穿通すると、大量の排膿がみられた

図❺ 逆根管治療後1年。治癒しているのがわかる

が症状がないことから、治療せずに長期間放置された症例を逆根管治療してみると、患歯のアタッチメントロスが隣在歯に比べて大きいことをしばしば経験する。これはデンタルX線写真からはわからない。根尖部の骨吸収のみならず、歯根を覆う骨にも吸収を起こす根尖病変を放置することの危険性にもっと気づくべきである（図1、2）。

症例

図3～5は、2|の根管から排膿が止まらず長期間根管開放処置されていた症例である。根管の開放は急性期に短期間行われることはあるが、長期間の開放は根管を感染させるだけで意味がない。

患者は19歳の女性で、2ヵ所の開業医と大学病院で抜歯との診断を受けた。確かに根尖を穿通させると大量の排膿がみられたが、排膿が止まらないという理由で歯を保存することは本当にできないのであろうか。術後オクルーザルは逆根管治療1年後である。2|は、通法の根管治療後に逆根管治療を行うことで保存できた。

図6、7は、2度再根管治療を受けるも根尖病変が治癒しない症例である。2度も再根管治療を受けた根管が治療のエラーもなく存在するとは考え難い。加えて、何度も補綴物を除去することは、歯の寿命を縮めることになる。したがって、再根管治療は何回もできる処置ではないことを理解し、治療法を代えるという発想をもつことが大切である。第1大臼歯であれば、上下顎ともほぼ近遠心

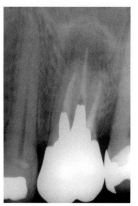

図❻ 過去に2度再根管治療を行ったが、病変が治癒しない

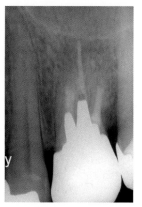

図❼ 近遠心根を逆根管治療1年半後。逆根管治療という選択肢がなければ抜歯になっていたかもしれない

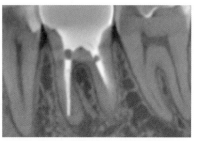

図❽ 6̄ CBCT像。近心根根尖には病変がみられるが、舌側根根尖付近にレッジが形成されているのがわかる

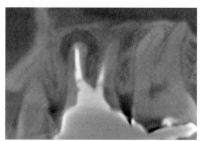

図❾ 6̄ CBCT像。デンタルX線写真では近心根は正しく根管治療されているように見えたが、根管は根尖部でレッジが形成されている

根は逆根管治療が可能である。

現在は、CBCT画像で診断する時代である（**図8、9**）。再治療の際、可能であればCBCTを撮影し正しく診断を行う。根管治療のエラーで最も発生頻度が高いのはレッジの形成である[6]。根尖に病変があり、根尖付近にレッジが形成された症例の成功率は、レッジのない再根管治療よりはるかに低い[7]。再根管治療を試みて、それでも治らなければ逆根管治療を行うという考えは正しい。しかしその際、再根管治療にあまり意味がないという診断もできなければならない。繰り返しになるが、無駄な再根管治療を繰り返すことは、歯の寿命を縮めることになる。

治療のスタンダードとは、歯科医師の手技がある一定のレベルにあることが重要であり、治療の介入により治癒が期待できる症例の選択、診断ができなければならない。術式については、研究機関による最新の知見と臨床経験に基づき、テクノロジーの進歩があきらかに治療結果をよい方向に導くのであれば、これは患者と歯科医師間で選択するものではなく、スタンダードとして当然行わなければならないことである。

たとえば根尖を外科的に処置する場合、マイクロスコープを使い、レトロチップで逆根管拡大し、MTAまたはEBAによって逆根管充塡することは、手探りの"歯根端切除術"よりはるかに治療成績が良好であり[2]、これはスタンダードなこととして、誰もが行わなければならないことなのである（**図10**）。つまり、スタンダードを守れない歯科医師には、逆根管治療はできないといっても過言ではないのである。

図11〜13は逆根管治療の失敗症例である。

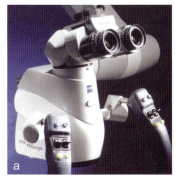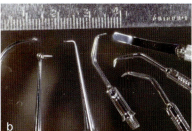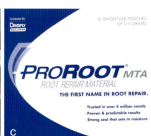

図⓾ 逆根管治療のスタンダード。a:マイクロスコープ。b:レトロチップ。c:MTA

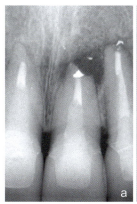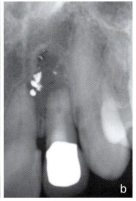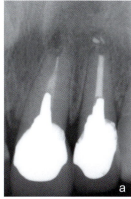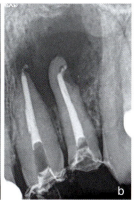

図⓫ a:古い術式による逆根管治療。根管が正しく封鎖されていない。b:アマルガムが根管ではなく骨に充填されている

図⓬ a、bとも根尖すら切除されていない。おそらく出血で見えず、途中で断念したものと思われる

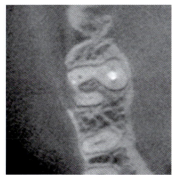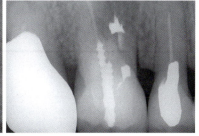

図⓭ 大臼歯部の逆根管治療は経験が必要。マイクロスコープとCBCTを持っているだけではできない

　これらはあきらかに術者の技術不足が失敗の原因であり、決して治療法そのものが悪いわけではない。逆根管治療を批判する歯科医師のほとんどは術式を正しく理解しておらず、自分の失敗経験から逆根管治療を放棄しているにすぎない。筆者は、根管治療とは、通法の根管治療と逆根管治療の二本立てで成り立つと考えている。根管治療専門医であれば両方の術式ができることは当たり前で、どちらを選択するかはケースバイケースである。やり直しが必要な症例については、再度外科的処置を行うほうが適応範囲は広いと考える。

　図11〜13のような中途半端に歯根を切除、逆

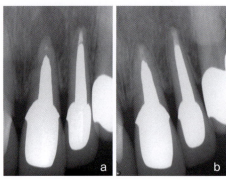

図⓮ 根尖を切除することよりも逆根管治療することが重要である。b：術後1年

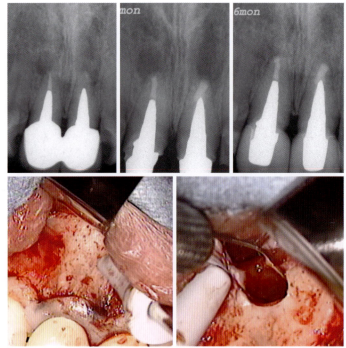

図⓯ 根尖を切除せずに、逆根管治療のみで対応した。唇側の骨は開窓しておらず、骨窩洞は直径4mmで処置を終了した。骨削除を最小限にすることで治癒も早くなる

根管充填された症例を通法の再根管治療で対応できるとは考えられない。現在推奨されている3mmルールとは、根尖を3mm切除し、3mm逆根管充填するものであり、根尖を切除する目的は根尖部に存在が予想される根尖分岐、側枝を除去することである[8,9]。

図14〜17は、長いメタルポストが装着されており、根尖を切除できなかった症例である。いずれの症例も根尖には3mm以上逆根管治療できるスペースがあり、レトロチップで根管拡大後、MTAで逆根管充填した。

Coronal Leakageは由々しき問題ではあるが、築造体を外して再根管治療するだけが正しい治療ではない。術者の診断力と治療技術の差により、歯の寿命は大きく異なる（図18）。

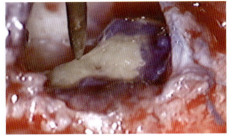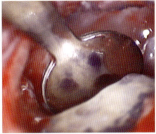

図⓰ 根尖病変部の肉芽組織を除去し、根尖を観察すると、唇側に側枝が1つ、口蓋側に根尖分岐が2ヵ所(メチレンブルーで青く染まっている)見つかった。根管、側枝、分岐をレトロチップで逆根管拡大し、MTAで逆根管充塡した。根尖を3mm切除できれば、これらの側枝、分岐をほぼ除去することができる

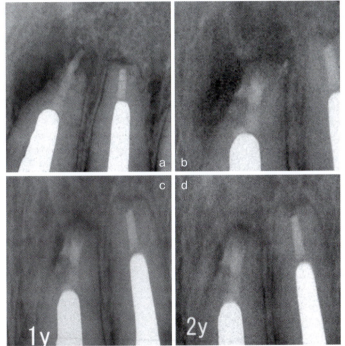

図⓱ a：術前。メタルコアが長く、根尖を切除できない。b：逆根管治療直後。根管だけではなく側枝や分岐にもMTAが充塡されている。c：術後1年。d：術後2年

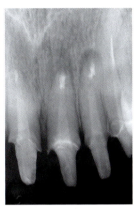

図⓲ 患歯は⌊1⌋2。図14～17の症例と同じように、逆根管治療だけで対応し、失敗した症例。術後1週間で、ファイバーポストごと脱離してきた

【参考文献】

1) Sjogren U, Hagglund B, Sundqust G, Wing K: Factors affecting the long-term results of Endodontic treatment. J Endod, 16: 498-504, 1990.
2) Endodontics Colleagues for Excellence. AAE Fall, 2010.
3) Dechouniotis G, Petridis XM, Georgopoulou MK: Influence of specialty training and experience on Endodontic decision making. J Endod, 36: 1130-1134, 2010.
4) Kvist T, Heden G, Reit C: Endoodntic retreatment strategies used by general dental practitioners. Oral Surg Oral Med Oral Pathol Radiol Endod, 97: 502-507, 2004.
5) Jansson L, Sandstedt P, Laftman AC, Skoglund A: Relationship between apical and marginal healing in periapical surgery. Oral Surg Oral Med Oral Pathol Oral Radiol Endod, 83: 596-601, 1997.
6) Dadresanfar B, Akhlaghi NM, Vatanpour M, Yekta HA, Mohajeri LB: Technical quality of root canal treatment performed by undergraduate dental students. IEJ, 3: 73-78, 2008.
7) Gorni F, Gagliani MN: The outcome of Endodontic retreatment: A 2-yr follow-up. J Endod, 30: 1-4, 2004.
8) Kim S, Pecora G, Rubinstein R: Color atlas od Microsurgery in Endodontics. W. B. Saunders company, 2001.
9) Valois CRA, Costa Jr ED: Influence of the thickness of mineral trioxide aggregate on sealing ability of root-end fillings in vitro. Oral Surg Oral Med Oral Pathol Oral Radiol Endod, 97: 108-111, 2004.
10) 小林賢一：支台築造を考える—補綴の立場から—．日歯内療誌，26：2-13, 2005.

2 なぜ患者紹介が必要なのか。なぜ患者を紹介できないのか。

井澤常泰 Tsuneyasu IZAWA （東京都・井澤歯科医院）

　現在、根管治療専門医という制度が確立していない日本の歯科医療環境において、一般開業医（GP）と根管治療専門医とは信頼関係が構築できていないという問題に直面している。GPは根管治療専門医の存在を認めようとしないばかりか、自分の受けたトレーニング、経験の範疇外の治療ばかりしようとする。確かに根管治療は歯科医師なら誰でも行う治療だが、歯を保存したいという患者の要求はかなり高くなってきており、そろそろ自分の手に負えない症例を見極め、専門医に紹介する時代なのではないだろうか。保険治療であっても、低いレベルで治療することは許されないのである。とくに、逆根管治療はほとんどのGPは施術した経験がないので、できないということを自覚するべきである。

　他方、根管治療専門医には万全の覚悟と準備が必要である。根管治療専門医といいながら、補綴治療やインプラントも行っているようでは誰にも信用されない。依頼されていない部位、内容にまで手をつけてしまうことはルール違反で、決して行ってはならない。なぜならば、紹介されてきた患者は、自分の患者ではなく紹介元の患者だからである。たとえ患者が希望したとしても、紹介元の許可を得ず勝手に治療を進める歯科医師に、専門医の資格はない。

　また、専門医の治療がなぜ自費治療なのかを、患者にも紹介医にも納得してもらうことが必要である。そして、専門医は何よりも、GPにはできない技術を身につけることが重要で、これは根管治療だけの技術ではなく、患者対応の仕方、患者と紹介医との関係を円滑に進める技術も含まれている。現在、さまざまな学会で専門医という制度を乱発しているが、いずれも十分なものとはいえない。日本に本当の専門医制度ができるためには、幅広いトレーニングが必要である。

症例

　図1～6は、根管治療するも経過が不良な症例である。根尖から病変内に水酸化カルシウム製剤を押し出すという処置は、日本人歯科医師特有の最後の手段ではないだろうか。学生時代にこのような治療を習ったことがあるだろうか？　海外の根管治療の成書にこのような治療の記載があるだろうか？　根尖から出たものは異物であり治癒を妨げるだけである。通法の根管治療で治らない症例は、逆根管治療の適応症である。もしも自分に経験がなければ、専門医へ紹介すべきである。

　図7は、ある患者の$\overline{6|6}$である。左右とも同じ歯科医師が治療している。根管が見つからず、髄床底を大きくパーフォレーションしたものと思われる。残念ながら両歯とも抜歯せざるを得なかったが、「どうしてこんなことが起こるのだろうか？　根管が見つからなくても歯を失うことはない。専門医に紹介することもできたはずである」と心の中でつぶやきながらも、患者への説明には細心の注意が必要であることはいうまでもない。専門医の不用意な一言が、状況を一変させてしまうことは想像に難くない。

　図8～12は、根尖外に出た破折ファイルを外科的に除去した症例である。患者はファイルが破

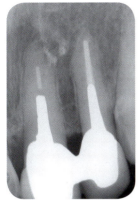

図❶ 補綴治療後、瘻孔が再発した症例。根管治療は根管経由で水酸化カルシウム製剤を根尖外に押し出していたとのこと

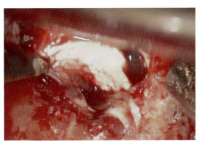

図❷ 根尖部の肉芽組織と混じり、大量の水酸化カルシウム製剤が掻爬された。根尖孔外に出たものは異物であり治癒を阻害する

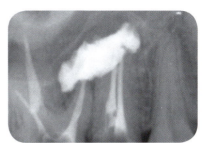

図❸ 6|5 根尖部に大きな根尖病変があり、排膿が止まらなかった症例。根尖から水酸化カルシウム製剤を病変内に繰り返し押し出すも経過は不良であった

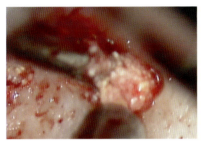

図❹ 病変部から大量の水酸化カルシウム製剤が掻爬された

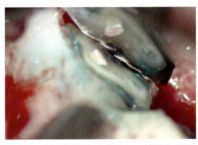

図❺ 逆根管治療を行う。6|近心根断面。MB2が未処置なのがわかる

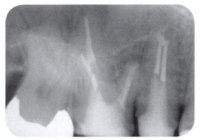

図❻ 5|ならびに6|近心根を逆根管治療後1年。根尖部は治癒している

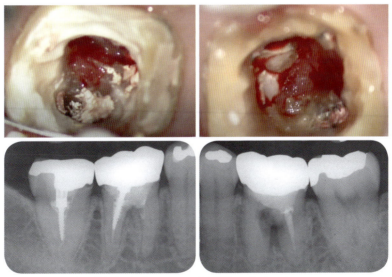

図❼ 同一患者の6|6。左右とも同じ歯科医師の治療である

折した経緯を記憶しており、それ以来、痛みが取れないと主張する。根管経由でも破折ファイルは見えたが、ファイルに触れると出血で見えなくなる。確実に早く除去したいとの患者の希望で、外科的に除去した。ファイルの破折はX線写真にはっきり写るので厄介である。ほとんどの場合、根管経由で除去できるが、除去しなくてもよいと思われる症例も多い。

ファイルが破折し、紹介来院時にファイル除去を望む患者は、来院時に少なからず怒りを感じて

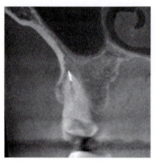
図❽　上顎6近心根の破折
ファイルは根尖外に出ている

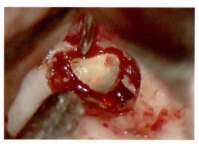
図❾　根尖を切除

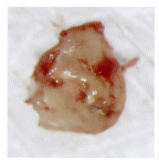
図❿　切除した根尖部。ファイルは見当たらない

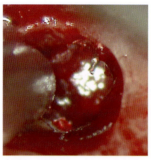
図⓫　注意深く血液を吸引すると、破折ファイルが骨に刺さるように存在しているのが見えた

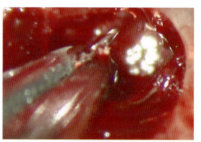
図⓬　ファイルを骨窩洞に落とさぬよう、慎重に把持してファイルを摘出

おり、紹介医との関係が悪化しないよう配慮が必要である。ファイルを除去し、再度紹介医の元へ戻ってもらえてこそ治療が成功したといえる。

患者紹介における紹介医と専門医間のルール

患者を紹介するにあたっての臨床的指標

①診断が不明瞭な場合。
②治療の効果がない場合。
③要求される治療が専門医によってなされたほうが適切である場合。
④他の治療方法が患者にとって有益である場合。

　図13～15は、歯根破折または歯冠部に亀裂がある症例である。GPにとって最も診断が難しいのは歯根破折ではないだろうか[1]。

　図16～19は、治療終了からまもなく、歯肉にアブセスが見られた症例である。デンタルX線写真から、根管治療が特別悪いとは思えない。補綴物を外してやり直すことは可能であるが、通法の根管治療ではうまくいかない原因があると判断して、逆根管治療を選択した。問題の近心根根尖を顕微鏡下で観察してみると根尖は吸収しており、これを通法の再根管治療で治療できたかは疑問である[2]。

信頼問題に関するリスクを避けて専門医に患者を紹介する方法

①紹介する場合は、専門医に診てもらう理由を明確にすること。
②必ず紹介状を書き、コピーを患者のファイルに保管する。なぜならば、歯の部位や治療の範囲についての問い合わせがあった場合、記憶よりも書類のほうが確かだからである。
③患者が抗菌薬の前投与を必要とする場合、専門医に知らせる。もし知っていれば、患者がかかっている内科医についての情報も知らせる。
④紹介する場合、依頼あるいは相談の範囲を明確にする。誰がどの治療をするのかを明確にする。専門医とGPが平行して治療を行う場合、互いに十分理解し合うことが重要である。

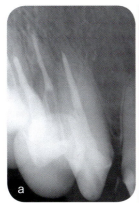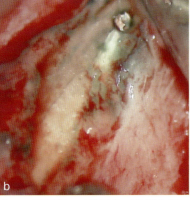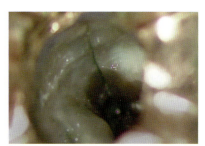

図⓭　a：|3 の術前のデンタルX線写真。X線写真では根尖部に透過像は見られないが、歯肉に腫脹がある。b：Surgical Inspection フラップを開け、肉芽組織を除去すると、歯根の根尖1/3が露出しており、色素で染めると破折線が見られた

図⓮　クラウンが装着されている下顎大臼歯に見られた歯根破折

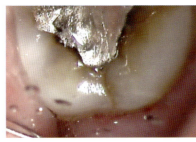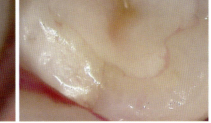

図⓯　生活歯の辺縁に見られたクラック

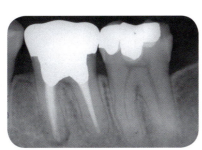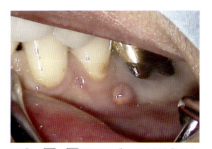

図⓰　|6 の近心根にわずかに透過像が見られるが、治療にはとくに問題ないように見える

図⓱　|5、6 間にアブセスが形成されている

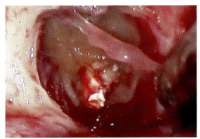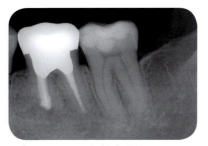

図⓲　デンタルX線写真からは想像できないが、根尖は吸収しており、根管充塡材は緊密に充塡されていない

図⓳　MTAで逆根管充塡後9ヵ月

2　なぜ患者紹介が必要なのか。なぜ患者を紹介できないのか。　15

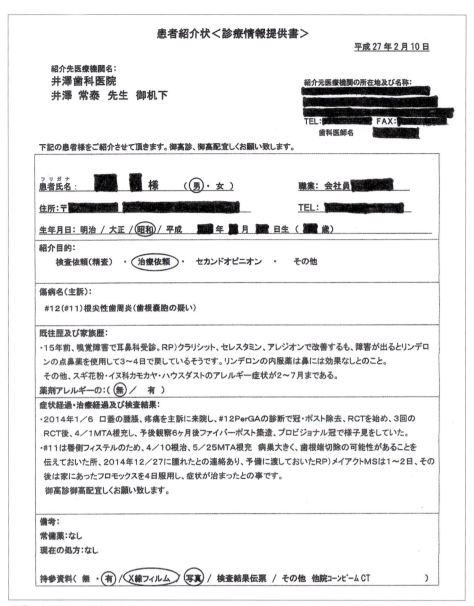

図⓴　模範的な紹介状の例

⑤もし急いで処置を行う必要がある場合、そのことを患者に強調する。

⑥専門医にセカンドオピニオンを求めたにもかかわらず、専門医の意見とは違う治療方法を選択した場合、その理由を記録に記述しておくことは非常に大事である。

専門医の役割

専門医が患者を請け負う場合、紹介医との信頼関係を失わないために、次のことは重要なポイントである。

①専門医として患者を可能なかぎり早く、とくに急患や迅速な治療が良好な結果をもたらすような状況では早急に診る義務がある。

②どのような治療を行うのか、紹介医にはっきりと尋ねる。必ず紹介状をもらい、依頼あるいは相談の範囲を文章にして明確にする。X線写真などの資料は、患者が持参、郵送、Eメールなどの手段で、必ず初回診査時に揃える。もし紹介医からの情報が不明瞭な場合は、治療開始前に電話で確認する。

③既往歴および抗菌薬投与の必要性を尋ねる。

④患者の治療状況について、紹介医と連絡をとり続ける。

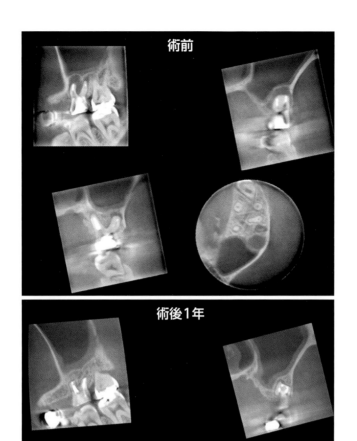

図㉑　報告書に添付すべき情報例

⑤紹介されてきた患者がよい治療を受けていないと思われる場合でも、紹介医の治療を批判しないことは重要である。多くの信頼関係に関する問題は、専門医の批判に由来することを肝に銘じる。

⑥患者が希望したからといって、依頼以外の治療を紹介医の許可なく行わないこと。

図20は、模範的な紹介状の例である。まず、紹介目的がはっきりしており、患者の既往歴、依頼する歯の症状、治療の経過が日付とともに記載されている。また、きれいにタイプされており、非常に読みやすい。達筆であっても、手書きはできれば避けたほうがよい。

図21は、報告書に添付したCBCT画像の例である。報告書とは、治療が終わった知らせだけではなく、経過観察における情報も共有すべきものである。逆に、紹介医に経過観察を依頼した場合も、X線写真などの資料を送ってもらう。Eメールなどで X 線写真や口腔内写真を送れる便利な時代なのである。

【参考文献】
1) Tames A, Fuss Z, Lustig J, Kaplavi J: An evaluation of endodonticaly treated vertically fractured teeth. J Endod, 25, 506-508, 1999.
2) de Chevigny C, Dao T, Basrani B, Marquis V, Farzaneh M, Abitbol S, Friedman S: Treatment outcome in Endodontics: The Toronto study-Phases 3 and 4: Orthograde retreatment. J Endod, 34: 131-137, 2008.

3

症例の選択
逆根管治療が必要な症例の診断基準

辺見浩一 Kohichi HENMI （東京都・岡口歯科医院）
吉岡隆知 Takatomo YOSHIOKA （東京都・吉岡デンタルオフィス）

　医療にとって診断は最も重要なことだが、診断することは難しい。ある症例に対して逆根管治療を行うかどうかを判断する明確な基準は、あるようで、実はない。同じ症例でも、歯科医師によって逆根管治療の適応とするか不適応とするか、見解が異なることも少なくない。逆根管治療を行うことを前提として、必ず術前に非外科的根管治療を行うことを主張する歯科医師もいる。しかし、そのような必要はなく、逆根管治療のみ行えばよい症例も多い。本項では、逆根管治療の適応に関する診断の考え方をまとめる。

逆根管治療の位置づけ

　逆根管治療の日常臨床での位置づけは混乱している。曰く、「逆根管治療をやるべきではない。全部非外科的に治療するべきだ」「逆根管治療をエンドでやるべきではない。口腔外科に任せればよい」「逆根管治療の成功率は低いから抜歯したほうがよい」などの考えや、逆に、「逆根管治療は独自の方法でたいてい治る。成功率は高い」など、逆根管治療について過小評価と過大評価が混在している。このような状況のなかで、マイクロスコープを用いた一連の術式で高い成功率が報告されている[1,2]ことを鑑みて、正しく診断して適応を見極め、適切な方法を採用すればよい。

症例1：前処置なしに逆根管治療が適応となった

　図1はに歯肉腫脹と瘻孔が認められた、41歳、女性のデンタルX線写真である。デンタルX線写真では中切歯側方に透過像が認められ、透過像に重なった埋伏過剰歯も認められた。歯肉腫脹などの症状は、X線透過像との関連が強く推測された。

　最初に受診した某歯科大学病院口腔外科では、次のような治療方針が立てられた。
- 埋伏過剰歯の抜歯
- 1̲のクラウンを除去して再根管治療
- 治癒しなければ歯根端切除

　この治療方針から、中切歯側方の病変には過剰歯と中切歯根尖が関与しているとの判断がうかがわれる。

　CBCT（3DX／モリタ：**図2、3**）を撮影したところ、以下の所見を得た。
- 骨欠損は1̲近心に広がるが、根尖を含んでいない。
- 骨欠損は1̲とは一層の骨で境界されている。
- 埋伏過剰歯は切歯管内に存在し、1̲の病変とは交通がない。

　この所見からは、前記の治療方針は成立しない。過剰歯も1̲根尖も病変とは関係ないからである。

　この側方病変の原因には、2つの可能性が考えられる。1つは歯根破折である。歯根中央部に破折があると、破折線周囲に骨欠損が生じる。もう1つは側枝である。上顎中切歯では、近心から唇側にかけて側枝が好発する[3]。側枝を原因として病変が発症すると、このような骨欠損が生ずる。いずれにしても外科的な確認が必要である。

　逆根管治療を行うと、側枝を発見した（**図4**）。側枝を含むように窩洞形成をしてMTAセメント（プロルートMTA：デンツプライ三金）を充填

症例1　前処置なしに逆根管治療が適応となった（41歳・女性）

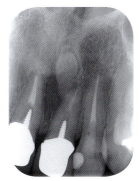

図❶　歯根側方の透過像と埋伏過剰歯が認められた

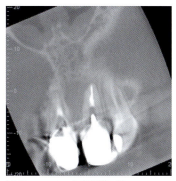

図❷　CBCT 冠状断画像

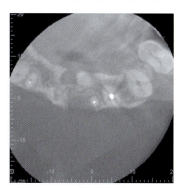

図❸　CBCT 水平断画像

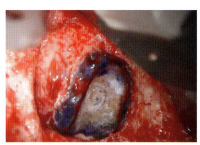

図❹　肉芽組織を除去して見つかった側枝

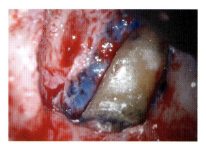

図❺　MTA セメントで側枝を含む窩洞を充填した

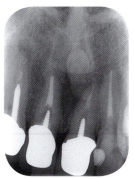

図❻　逆根管治療直後のデンタルX線写真

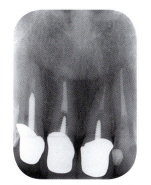

図❼　1年後のデンタルX線写真

し（図5）、デンタルX線写真（図6）で確認した。その後、埋伏過剰歯は別の大学病院口腔外科に抜歯を依頼した。1年後、歯肉腫脹や瘻孔の再発はなく、デンタルX線写真で骨欠損像の縮小を確認した（図7）。

この症例で、当初の口腔外科の方針で治療していたらどうであろうか。根管治療を行っても根尖切除を行っても、過剰埋伏歯を抜去しても症状はなくならない。いったんよくなったとしても再発するだろう。難治症例としてどこかであきらめて抜歯するのだろうか。中切歯の側枝の分布、側枝由来で病変が発症することを知らないと適切な診断ができなかった。歯内療法専門医が逆根管治療を担当すべき理由がここにある。

症例2　逆根管治療に先立ち、前処置が必要であった（30歳・男性）

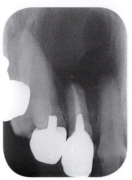

図❽　上顎右側前歯部の大きな根尖部透過像

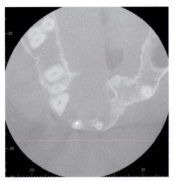

図❾　CBCT水平断面画像

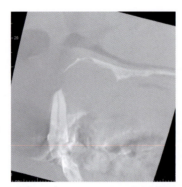

図❿　1|のCBCT唇口蓋側断面画像

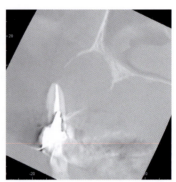

図⓫　2|のCBCT唇口蓋側断面画像

症例2：逆根管治療に先立ち、前処置が必要であった

　図8は歯肉腫脹を訴えて来院した30歳、男性の上顎右側前歯部のデンタルX線写真である。中切歯から犬歯にかけて直径2cm以上の大きさの根尖部透過像が認められた。CBCT画像では、病変が球状に広がっており（図9）、臨床的に歯根囊胞と診断して逆根管治療を計画した。術野に含まれる歯の状態を評価して、前処置について検討しなければならない。

・1|（図10）
　生活歯髄であった。根尖は病変に含まれている。神経や血管は遠心上方から歯髄腔に進入するので、病変部を摘出するときに傷害されてしまうことが予想される。便宜抜髄を計画した。この歯が再発の原因とならないように、病変摘出時に根尖切除と逆根管充填を行う。

・2|（図11）
　病変に含まれている歯のなかで、唯一の失活歯である。この歯は病変の中心にあり、歯根嚢胞の原因と推定される。根管充填、築造および歯冠修復は適切に行われているようなので、前処置として再根管治療は行わない。

・3|（図12）
　根尖孔が病変に含まれている。根尖は歯槽骨頬側面から突出気味で、根尖部圧痛が生じ得る。デンタルX線写真（図8）より、既根管治療歯であるが根管充填は不十分なので、前処置として再根管治療が必要である。犬歯は失活歯なので、歯根嚢胞の原因になり得るが、本病変の端にあり、原因歯とは考えづらい。しかし、1|と同様に、術後に3|が原因で不具合が生じないように、病変摘出時に根尖切除と逆根管充填を行う。病変内の根尖

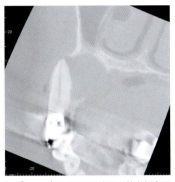

図⑫ 3|のCBCT頰口蓋側断面画像

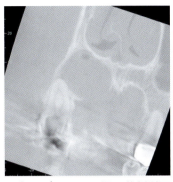

図⑬ 4|のCBCT頰口蓋側断面画像

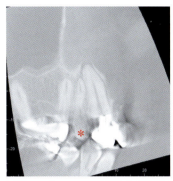

図⑭ 4|のCBCT近遠心側断面画像（＊）

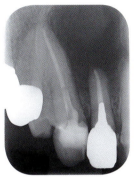

図⑮ 前処置として行った3|の根管治療

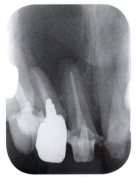

図⑯ 前処置として行った1|の根管治療

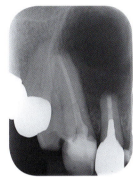

図⑰ 逆根管治療直後のデンタルX線写真

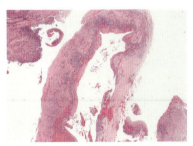

図⑱ 囊胞腔に上皮が認められる

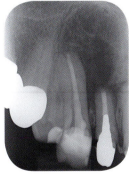

図⑲ 逆根管治療1年2ヵ月後

は、基本的に根尖切除と逆根管充塡を行うと考えてよい。

• 4|（図13、14）

　生活歯髄であった。CBCT画像ではどの断面で調べても根尖孔は病変に近接していたが、かろうじて歯槽骨の中に含まれていた。4|の前処置は不要と判断した。

　この方針に従って1|と3|の根管治療を行った（図15、16）。その後、歯根囊胞摘出と3〜1|について根尖切除と逆根管充塡を行った（図17）。逆根管充塡にはMTAセメントを使用した。摘出組織の病理検査（図18）の結果、歯根囊胞であることが確認された。1年2ヵ月後、骨欠損の縮小が確認できた（図19）。

症例3　非外科的根管治療が奏効せずに逆根管治療が必要であった（50歳・女性）

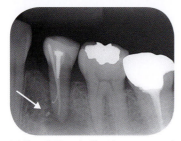

図⑳　瘻孔からガッタパーチャポイントを挿入

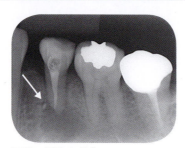

図㉑　根管充塡後

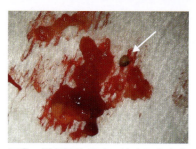

図㉒　逆根管治療時に摘出した病変と米粒大の硬組織

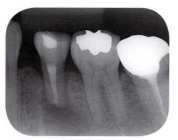

図㉓　逆根管充塡直後

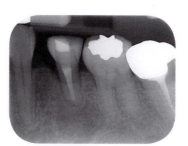

図㉔　逆根管治療1年後

症例3：非外科的根管治療が奏効せずに逆根管治療が必要であった

図20は、瘻孔を主訴として来院した50歳、女性の$\overline{4}$のデンタルX線写真である。以前の根管治療の質があまりよくなかったために、非外科的に再根管治療を行ったが、瘻孔は消失しなかった。そのために、逆根管治療を前提として根管充塡を行った（図21）。根管充塡により、症状が改善する場合もある。

3週間後の歯冠修復時にも瘻孔に変化はなかったため、逆根管治療を行うこととした。病変の搔爬時に、米粒大の硬組織が摘出された（図22矢印）。この硬組織は、術前からデンタルX線写真で不透過像として認められていた（図20、図21矢印）。MTAセメントで逆根管充塡を行い（図23）、1年後には根尖部透過像は消失していた（図24）。本症例は根尖孔外の感染（病変内から摘出された硬組織）が原因と考えられた。

逆根管治療のためのDecision making

逆根管治療に至る過程が異なる3症例を呈示した。これらのような症状を有する患歯に対する診断の流れを、図25にまとめた。治療対象となる患歯はほとんどが既根管治療歯である。

パターン1（青矢印）：非外科的根管治療を行わずに逆根管治療を行う場合

症例1が代表例。歯根囊胞を予想させるような大きな病変、根尖孔外の感染が疑われる場合など、逆根管治療が必要で、かつ歯冠修復が適切に行われているならすぐに逆根管治療を実施できる。再根管治療が必要な歯で、築造を含む歯冠修復に問題がなく、施術可能な位置の歯根に対してはパターン1での対応を検討してよい。

パターン2（黒太矢印）：逆根管治療に先立ち、非外科的根管治療を行う場合

パターン2を選択する場合、さまざまな背景が

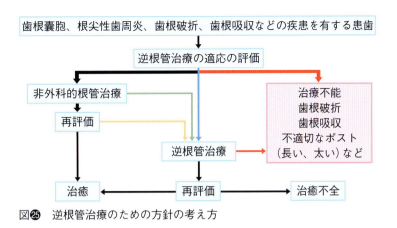

図㉕ 逆根管治療のための方針の考え方

考えられる。

① 逆根管治療の前処置として非外科的根管治療が必要な場合（緑矢印）

症例2が代表例。囊胞摘出や根尖孔外の異物除去など、逆根管治療は必須だが、根管充填や築造が不十分、二次う蝕の存在などの理由で前処置としての再根管治療が必要な場合である。根管未処置だが、逆根管治療が必要なために根管治療をする場合もある。

② 非外科的根管治療では症状の改善やX線透過像の縮小が見られずに逆根管治療に移行する場合（黄矢印）

症例3が代表例。非外科的根管治療を開始したが瘻孔が消失せず、逆根管治療を前提として根管充填すると、瘻孔などの症状が消失して治癒に向かったために逆根管治療が不要となる場合もある。根管充填後に逆根管治療が必要かどうかを検討するために再評価を行う。症状の改善がみられなければ逆根管治療に踏み切る。症状の改善やX線透過像の縮小を経過観察する期間としては3ヵ月が目安である。

パターン2-②では、逆根管治療に踏み切るかどうかの判断が難しい。非外科的根管治療の効果を見極めたうえで再評価しなければならず、治療の進行は複雑になる。逆根管治療の前には必ず非外科的根管治療を行うという歯科医師は、わざわざこのような複雑な治療方針を選択していることになる。

パターン3（赤太矢印）：逆根管治療も非外科的根管治療も適応にならない場合

パターン4（赤細矢印）：逆根管治療を行ったら治療不能であることがあきらかになった場合

歯根破折の確定診を得るための診断的外科の場合、破折など歯にとっての致命的な疾患を発見したら治療不能という診断を下さざるを得ないときがある。しかし、術前の予想に反してそのような疾患がみつからなければ、そのまま逆根管治療を遂行しなければならない。術前には、「破折が見つかった場合」、「見つからなかった場合」および「他の可能性」、それぞれについての対応を十分に検討しておかなければならない。

逆根管治療が必要になる理由

逆根管治療の適応を考えなければならない症例は一定の割合で存在する。

1．除去困難な築造、除去する必要のない歯冠修復物が入っている歯の根尖病変

逆根管治療の適応としてはわかりやすい状況である。太くて長いポストは除去が困難で、除去による穿孔や歯の破折の危険性が予想されるため、非外科的根管治療は避けたい。審美的で適合のよい歯冠修復物が装着されている場合も、わざわざ壊したくないので、逆根管治療の選択を検討する。

2．大きな根尖病変

大きな球状に広がる根尖病変は、歯根囊胞の可能性があり、症例2で示したように逆根管治療が

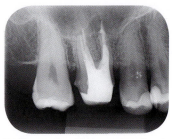
図㉖ 42歳、男性の6⏋のデンタルX線写真。近心頰側根に大きな根尖部透過像が認められた

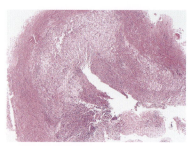
図㉗ 逆根管治療で摘出した組織に上皮細胞は認められず、非上皮性歯根嚢胞と診断された

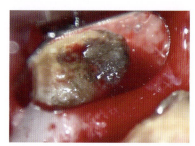
図㉘ 43歳、女性の⏌2根尖に見られた根尖部のバイオフィルム

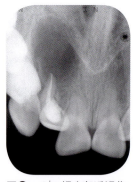
図㉙ ⏌2の根尖部透過像

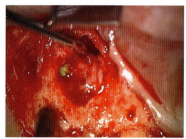
図㉚ 病変内から菌塊と思われる異物が摘出された

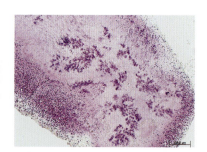
図㉛ 菌塊と思われた異物の組織標本

必要になる。前処置なしに逆根管治療が実施できるのであればパターン1で施術する。前処置が必要ならパターン2となる。歯根嚢胞の確定診には病理学的に上皮細胞の確認が必要であるが、嚢胞腔が認められれば「上皮細胞未確認の歯根嚢胞」と診断される場合もある（図26、27）。標本作製中に上皮が剝落した、あるいは観察した切片に認められなかったが、実際には存在する可能性があるためである。

大きな病変が、非外科的根管治療で治癒することはある。この治癒した病変が歯根嚢胞かどうかは、病理検査を行うことができない以上確定しない。非外科的に歯根嚢胞を治療した、という表現は厳密にいうと間違いである。大きな病変が非外科的に治療しても縮小しない例も多数存在する。大きいという理由だけで逆根管治療を検討するのは妥当である。パターン2で対応する場合、パターン2－①でもパターン2－②でもよい（図25）。患者と相談のうえ、最も納得のいく方法を選択すればよい。

3. 根尖孔外の感染
（Extra radicular infection）

根尖孔の外側が感染している例が報告されている。セメント質の感染[4]や、歯石の付着[5〜7]（図28）、また、根尖孔外に溢出したガッタパーチャポイントなどの根管充填材にバイオフィルムが付着して感染源になることが報告されている[8]。さらに、病変内にバイオフィルムが認められることもある（図29〜31）。

根管をどんなに拡大・消毒しても、根尖孔外に感染があれば病変は治らない。これらは外科的に除去しなければならない。非外科的根管治療が奏効しない場合は、根尖孔外の感染の可能性を排除してはならない。

4. 根尖孔の突出[9]

根尖部骨欠損と根尖孔の位置関係は、図32のように分類できる。このうち、TypeⅠ〜Ⅳは非外科的根管治療でも対応可能である。逆根管治療を選択してもよい。

TypeⅤは、失活したときに根尖部圧痛の症状

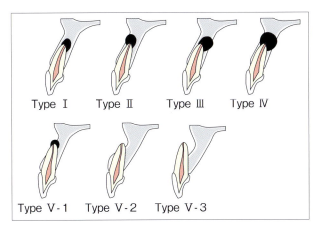

図㉜ 根尖部骨欠損と根尖孔の位置関係
Type Ⅰ：根尖部骨欠損が海綿骨を中心に広がり、皮質骨に穿孔がない
Type Ⅱ：根尖部骨欠損が唇・頬側に穿孔している
Type Ⅲ：根尖部骨欠損が口蓋・舌側に穿孔している
Type Ⅳ：根尖部骨欠損が唇・頬側と口蓋・舌側の両方に穿孔している。いわゆるthrough & throughの骨欠損
Type Ⅴ：根尖部骨欠損の有無にかかわらず、根尖孔が唇・頬側の骨面から突出している
Type Ⅴ－1：根尖孔のみ突出。根尖部透過像は見られないこともある
Type Ⅴ－2：根尖1/3が突出。根尖部透過像は見られない
Type Ⅴ－3：歯根全体が突出

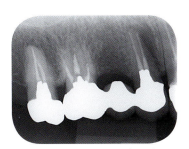

図㉝ 63歳、男性の4|のデンタルX線写真。歯根近心面に透過像が見られた。X線透過像の形態から垂直性歯根破折が疑われたが、歯周ポケットは最深部でも3mm以内だった

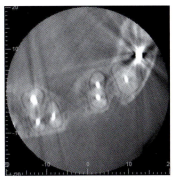

図㉞ 歯頸部付近のCBCT水平断面画像。歯頸部の歯槽骨はほぼ健全であり、歯頸部に破折はないと診断された

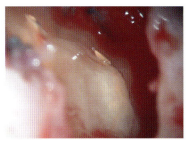

図㉟ 外科的に病変部にアクセスし、根尖切除を行った。歯根近心面に破折線が認められた。破折線は根尖〜歯根中央部まで広がっていたが、歯頸部までは及んでいなかった

を呈することが多い。根尖性歯周炎が歯槽骨表面で広がり、その炎症巣を直接指で触ることになり、不快感となる。炎症の歯槽骨表面での広がりなので、根尖部透過像を示すような根尖部骨欠損が見られない場合もある。

Type Ⅴ－1および2は、逆根管治療の適応症例である。根尖を切除すると歯槽骨が再生して歯根切断面を覆い、症状が緩和する。Type Ⅴ－1あるいは2が出現しやすい歯種は上顎犬歯、上顎中切歯、上顎第1小臼歯、上顎第1大臼歯近心根である。いずれも、本来の根尖部が歯槽骨の唇・頬側骨面近傍に位置していて、根尖性歯周炎を発症すると周囲の骨を吸収し、容易に根尖孔が歯槽骨面から突出しやすい。なお、Type Ⅴ－3は保存治療が不可能で抜歯が適応である。

Type Ⅴのことを"フェネストレーション"と表現することがあるが、"fenestration"とは窓を開けるという意味である。根尖孔が歯槽骨の開窓部から覗けるというようなニュアンスなので、むしろType ⅡやⅣが該当する。Type Ⅴは根尖突出というべきである。

5. 歯根破折の確定診が得られない

垂直性歯根破折のうち、歯頸部に破折がないものは非外科的に診断することが困難である。デンタルX線写真やCBCT画像で骨欠損形態から破折線の存在を推定できても、確定診を得るためには外科的に歯根面を診査する必要がある（**図33〜35**）。しかし、破折線が見つからなければ、通法どおり逆根管治療を実施する。

6. 未処置の根管

未処置の根管は、非外科的根管治療で処置すべきであるが、根管へのアクセスが困難、あるいは歯冠修復物を除去できない場合は逆根管治療が適応となる。

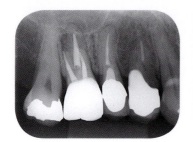
図㊱ 瘻孔が出現した6|

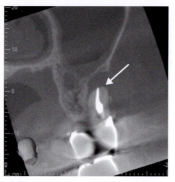
図㊲ CBCT頬口蓋側断面像、未処置の近心頬側根頬側根管（MB1、矢印）。口蓋側根管（MB2）は根管充塡されている

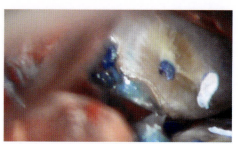
図㊳ 近心頬側根の歯根切断面。白いのがMB2、青く染まっているのがMB1。MB1とMB2を繋ぐイスムスも確認できる

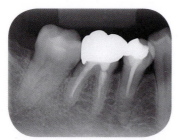
図㊴ 根尖部透過像が拡大してきた5|

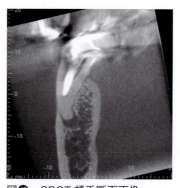
図㊵ CBCT頬舌断面画像

図36は瘻孔の出現した51歳、女性の6|のデンタルX線写真である。根管充塡に問題はないように見える。CBCTで近心頬側根の頬側根管（MB1）が未処置であることが判明した（図37）。前医はMB2をMB1と誤認したのかもしれない。MB2は探索が難しいといわれているので、まさかMB2が先に見つかっていたとは思わないだろう。歯冠修復に問題はなかったので、逆根管治療を行った。歯根切断面に根管充塡されたMB2と未処置のMB1、さらに根管を繋ぐイスムスを確認できた（図38）。

7．根管形態の問題〜湾曲、石灰化、レッジ

石灰化した根管は歯冠側からの非外科的根管治療ではアクセス困難である。根尖部根管は石灰化していなくても、その上の根管が石灰化して穿通できないことがある。逆に根尖孔が石灰化していて、穿通不能な場合がある。また、根管の湾曲やレッジができていて、根尖孔へアクセスできない場合がある。これらのケースで、根尖病変に対して治療が必要なときは逆根管治療の適応となる。

図39は55歳、女性の5|のデンタルX線写真で、根尖部透過像が拡大してきたために治療を計画した。CBCT画像では根尖部の根管は1mmくらい見えるが、その歯冠側は石灰化しているようであった（図40）。

8．歯性上顎洞炎

歯性上顎洞炎の原因が根尖性歯周炎であれば、逆根管治療により治療が可能なことが報告されている[10]。

逆根管治療が適応にならない因子

未処置う蝕を有する歯、重度の歯周病罹患歯およびあきらかな歯根破折歯は、逆根管治療の適応にならない。逆根管治療は再根管治療なので、根管未処置歯も適応とはならない。もちろん、それぞれの項目について例外的な事項があり得るので、個々の症例で判断しなければならない。

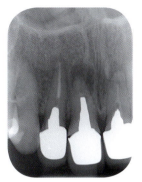
図❹ 根尖部透過像が見られる上顎右側前歯部

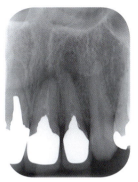
図❷ 根尖部透過像が見られる上顎左側前歯部

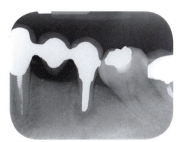
図❸ 5̄はポスト先端と根尖孔が一致してしまっている

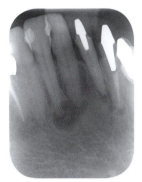
図❹ セメントーマのデンタルX線写真

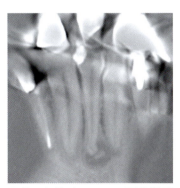
図❺ 初診時のCBCT冠状断面画像

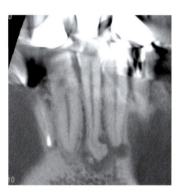
図❻ 4年9ヵ月後のCBCT冠状断面画像

1．コロナルリーケージ

　コロナルリーケージとは、歯冠側から細菌が侵入して根尖孔まで到達して根尖病変を誘発するという、細菌の侵入経路の概念である。実験室での研究が多く、臨床的にコロナルリーケージを検証した研究は少ない。Ricucciら[11]によると、適切に根管形成され、根管充填してあればう蝕、歯根破折、修復物の脱落によって口腔内に長期間さらされていても細菌は侵入しない。コロナルリーケージは、臨床的には言われているほど影響はないと考えられる[12]。とはいえ、逆根管治療を検討するような歯は根管治療が不十分な場合が多いので、築造および歯冠修復がきちんと行われていなければ、逆根管治療を実施した場合でも予後は不安である。逆根管治療は不十分な根管治療を補うが、歯冠修復を補うものではない。

　図41、42は、45歳、女性の上顎前歯部のデンタルX線写真である。治療してある4本の前歯はいずれも根尖部透過像が見られる。根管充填の状態がよくないうえに、築造の長さが不十分で適合が悪く、歯冠修復物の適合もよくない。したがって、根尖病変の治療のために逆根管治療は適応とはならない。

2．逆根管充填ができない

　図43は47歳、女性の5̄のデンタルX線写真である。患歯は根尖病変と瘻孔を有していた。金属製ポストが根尖孔まで達しており、根尖切除および逆根管充填はできない。このような歯は逆根管治療の適応とならない。

3．セメントーマ

　図44は初診時48歳、女性の2̄1̄のデンタルX線写真である。両歯ともバイタルだが、根尖部に透過像と不透過像が混在した病変が認められた。セメントーマである。初診時（図45）と4年9ヵ月後（図46）のCBCT画像では、セメントーマ内部の石灰化がやや増大している。石灰化を含んだ透過性領域全体がセメントーマである。セメントーマはある程度まで増大しても、本来の顎骨を

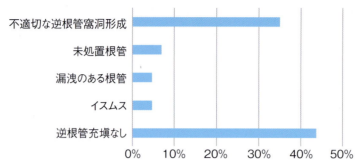

図❹7　再逆根管治療となった理由の内訳

越えてどんどん腫大するようなことはほとんどない。稀に、多発性の巨大型は、隣接するセメントーマ同士が融合するように腫大して、感染を起こしてしまうこともあるが、それは例外的である。そのまま経過観察しても構わないし、本人が嫌がるようなら、歯根嚢胞と同様な手技で摘出可能である。

外科処置を行わない根の消長

複根歯では、逆根管治療は症状のある根のみに行われる。逆根管治療の適応は、患歯のすべての歯根の根管充填および歯冠修復の状況を評価して決められており、治療対象となっていない根は問題ないと見なされているはずである。Kraus ら[13]の下顎大臼歯における調査では、施術時に処置されなかった歯根のなかで5年後に再発したのは8.1%であった。逆根管治療の治療対象となっていなかった歯も慎重に経過を観察する必要はあるが、再発する可能性は低いと考えてよい。

再逆根管治療

逆根管治療は、図47のような理由で失敗することがある[14]。これらの症例に対して、マイクロスコープとMTAあるいはSuper-EBAを用いて再逆根管治療を行ったところ、92.9%の高い成功率であったことが報告されている。

図48は、アマルガムで行われた逆根管治療でずっと不具合が続いていた53歳、女性のデンタルX線写真である。CBCT画像（図49）では、through & throughの骨欠損と逆根管充填の状況が確認できた。実際に術中にアマルガムが根管には充填されていないことが観察された（図50）。この根管に対しては現在行われている通常の方法で対応できる。2年後、根尖部に骨の再生が確認できた（図51）。through & throughの部分はそのまま残っている。

一方で、逆根管治療で再発した場合に、MTAを用いた非外科的再根管治療で87%の高い成功率を示したことも報告されている[15]。アマルガムの逆根管充填を非外科的に根管内から除去する方法も紹介されている[16]。

逆根管治療の適応は術者によりさまざまな考え方があり、逆根管治療の失敗症例の歯冠修復、根管充填の状態も一様ではない。再度外科的に対応するか非外科的に行うかは、症例ごとに検討しなければならない。

まとめ

マイクロスコープおよびCBCTを用いた術式による逆根管治療の高い成功率が報告されているが、この方法は歯内療法専門医などが主に採用している術式である。しかし、逆根管治療ができる歯内療法専門医の数は多くはない。少し大きな病院であれば口腔外科が設置されているので、口腔外科医は日本全国に分布していると考えられる。逆根管治療は、その口腔外科医が担当することが多いと思われるが、マイクロスコープを用いた術式を採用している機関は限られているだろう。人数が多い分、彼らの考え方は逆根管治療の診断にも影響を与えている可能性がある。本項では、歯

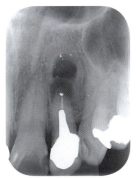
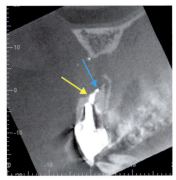
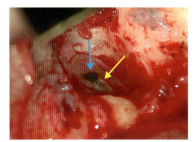

図❽ 患者の説明によると「何年も前に口腔外科医により手術を受けた」という|2のデンタルX線写真

図❾ CBCT画像では、逆根管充塡材のアマルガム（青矢印）は根管（黄矢印）を封鎖していない

図❿ 肉芽を除去して歯根切断面を観察すると、CBCT画像と同様の所見が得られた

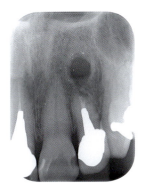

図⓫ 2年後のデンタルX線写真。根尖部に骨が再生している

内療法専門医の立場からの診断のポイントをまとめた。これを参考に、どこでも一定の診断が確立されることを希望する。

―― 謝辞 ――

セメントーマについてご指導いただいた神田重信先生（東京都・デンタルスキャン）に感謝の意を表します。

【参考文献】

1) Tsesis I, Faivishevsky V, Kfir A, Rosen E: Outcome of Surgical Endodontic Treatment Performed by a Modern Technique: A Meta-analysis of Literature. J Endod 35: 1505-1511, 2009.
2) 吉岡隆知，八幡祥生，中野生和子，花田隆周，石村 瞳，菊地和泉，鈴木規元，川島伸之，砂川光宏，須田英明：先進医療「X線CT画像診断に基づく手術用顕微鏡を用いた歯根端切除手術」の治療成績．日歯保存誌，53：66-72，2010．
3) Adorno CG, Yoshioka T, Suda H: Incidence of accessory canals in Japanese anterior maxillary teeth following root canal filling ex vivo. International Endodontic Journal, 43, 370-376, 2010.
4) Kiryu T, Hoshino E, Iwaku M: Bacteria invading periapical cementum. J Endod, 20: 169-172, 1994.
5) 戸村二郎，小林千尋，須田英明：根尖歯石の話．日歯内療誌，18：52-56，1997．
6) 土田眞美，小澤寿子，山崎泰志，中野雅子，前田伸子，新井髙：瘻孔を有する根尖性歯周病変内表面の歯石様物質の観察．日歯保存誌，45：303-309，2002．
7) Ricucci D, Candeiro GTM, Bugea C, Siqueira JF: Complex Apical Intraradicular Infection and Extraradicular Mineralized Biofilms as the Cause of Wet Canals and Treatment Failure: Report of 2 Cases. J Endod, 42: 509-515, 2016.
8) Noiri Y, Ehara A, Kawahara T, Takemura N, Ebisu S: Participation of bacterial biofilms in refractory and chronic periapical periodontitis. J Endod, 28: 679-83, 2002.
9) Yoshioka T, Kikuchi I, Adorno CG, Suda H: Periapical bone defects of root filled teeth with persistent lesions evaluated by cone-beam computed tomography. International Endodontic Journal, 44: 245-252, 2011.
10) 井澤常泰：歯性上顎洞炎に対する歯内療法的対応．日歯内療誌，35：117-124，2014．
11) Ricucci D, Bergenholtz G: Bacterial status in root-filled teeth exposed to the oral environment by loss of restoration and fracture or caries. IEJ 36, 787-802, 2003.
12) Ricucci D, Gröndahl K, Bergenholtz G: Periapical status of root-filled teeth exposed to the oral environment by loss of restoration or caries. Oral Surg Oral Med Oral Pathol Oral Radiol Endod, 90: 354-359, 2000.
13) Kraus RD, von Arx T, Gfeller D, Ducommun J, Jensen SS: Assessment of the Nonoperated Root after Apical Surgery of the Other Root in Mandibular Molars: A 5-year Follow-up Study. J Endod, 41: 442-446, 2015.
14) Song M, Shin SJ, Kim E: Outcomes of Endodontic Micro-resurgery: A Prospective Clinical Study. J Endod, 37: 316-320, 2011.
15) Mente J, Leo M, Michel A, Gehrig H, Saure D, Pfefferle T: Outcome of Orthograde Retreatment after Failed Apicoectomy: Use of a Mineral Trioxide Aggregate Apical Plug. J Endod, 41: 613-620, 2015.
16) Pannkuk TF: A New Technique for Nonsurgical Retreatment of Teeth with Amalgam Root End Fillings: Case Series. J Endod, 37: 414-419, 2011.

4 解剖学的複雑性とCBCTによる3次元的診断の必要性

山内隆守 Takamori YAMAUCHI （東京都・山内歯科医院）
吉岡隆知 Takatomo YOSHIOKA （東京都・吉岡デンタルオフィス）

　根管形態

　根管の解剖学的形態の理解は、歯内療法の基本である。逆根管治療においても例外ではない。本稿では、逆根管治療における根管形態、根尖の位置、および周囲の骨などの構造との関係について解説する。

　歯種別の特徴とCBCTでの診断

　まず、歯種別の特徴をまとめる。

1. 上顎中切歯

　上顎中切歯は1根管が100％である。根尖孔は唇側皮質骨近傍に位置しており、逆根管治療時の病変や患歯へのアクセスは比較的容易である。歯根口蓋側の骨が厚いために、デンタルX線写真では根尖病変の存在や大きさを把握しづらいことがある。

　図1のデンタルX線写真には、|1の根尖部に、あまり大きくない根尖部透過像が認められた。CBCT（3DX：モリタ）近遠心断面画像（図2）では、正中までの広範囲の骨欠損であった。CBCT唇口蓋断面画像（図3）、および水平断面画像（図4）では、根尖は唇側皮質骨近くに位置し、施術時には根尖へアクセスしやすい。口蓋側の骨は厚く、デンタルX線写真で根尖病変が見づらい理由となっている。

　中切歯の根尖病変は、側切歯の根尖を含んで遠心に広がって、患歯の同定に混乱を来すことがある[1]。図5、6はそのような例であり、診断に注意しなければならない。

2. 上顎側切歯

　上顎側切歯は1根管が100％である。根尖孔は図7のように口蓋側を向いていることがある。中切歯よりも歯軸は口蓋側に傾いている。根尖病変は口蓋側へ広がり、唇側に骨欠損がみられないことがある。唇側から口蓋側へ貫通する through & through の骨欠損になりやすい。

　側切歯は異常形態が出現することがあり、副根、陥入歯（歯内歯）、および口蓋溝に注意しなければならない。とくに口蓋溝を経由した感染で根尖に病変を作ることがある（図8）。デンタルX線写真では、根管経由の病変のように見えるので、根管治療が行われたり、難治性根尖性歯周炎として逆根管治療が行われたりすることがある。口蓋側に限局性の歯周ポケットがあることと、口蓋側歯頸部のマイクロスコープ診査により鑑別診断できる。歯周病的な対応で保存できる[2] こともあるが、効果的な治療法がなく、抜歯となることもある（図9）。

3. 上顎犬歯

　上顎犬歯は1根管が100％である。歯根長が長いことが特徴である。犬歯は歯列弓のなかで頰側に突出しており、根尖は頰側皮質骨近傍に位置する。根尖孔あるいは根尖が皮質骨頰側面から突出していることがある[3]。根尖病変による骨吸収のために根尖突出が生じることもある。根尖部圧痛が発生し、逆根管治療の適応となる。根尖病変は皮質骨表面に広がるため、X線的に根尖部骨欠損像を呈さないことが多い（図10、11）。

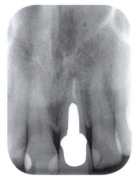
図❶ 1̲のデンタルX線写真

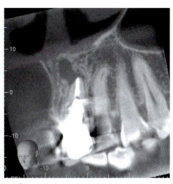
図❷ CBCT近遠心断面画像

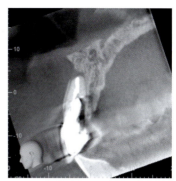
図❸ CBCT唇口蓋断面画像、左が唇側

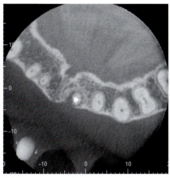
図❹ CBCT水平断面画像。下が唇側

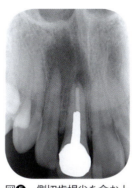
図❺ 側切歯根尖を含む上顎中切歯の根尖部透過像

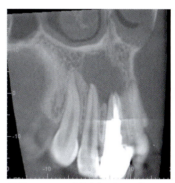
図❻ CBCT近遠心断面画像

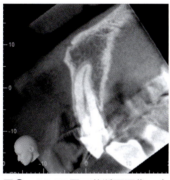
図❼ CBCT唇口蓋断面画像。左が唇側

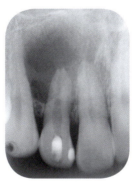
図❽ 2̲の根尖病変のデンタルX線写真

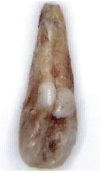
図❾ 舌側溝を有していた上顎側切歯

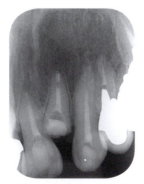
図❿ 根尖部圧痛を訴えた3̲

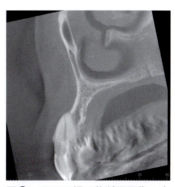
図⓫ CBCT頰口蓋断面画像。左が頰側

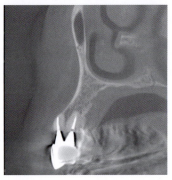
図⓬ 2根性の上顎第1小臼歯 CBCT頬口蓋断面画像。左が頬側

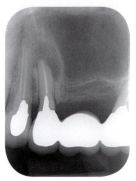
図⓭ |5のデンタルX線写真

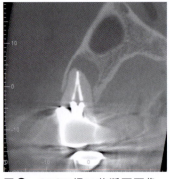
図⓮ CBCT頬口蓋断面画像。左が頬側

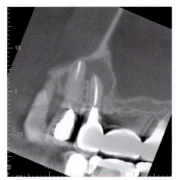
図⓯ CBCT近遠心断面画像。左が近心

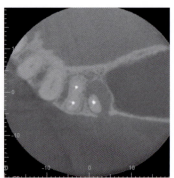
図⓰ CBCT水平断面画像。下が頬側

4．上顎第1小臼歯

上顎第1小臼歯の歯根数は1～2、根管数は1～2が一般的である。3根管も稀に出現する。1根で2根管ある場合、根管内で分岐癒合があり、根尖切除によりイスムスが出現する（後述）。注意しなければならないのは、頬側根と口蓋側根に分かれた2根の場合である。図12の症例では頬側根根尖は皮質骨から突出しているが、口蓋根根尖は皮質骨中央部に位置している。逆根管治療の場合、歯根の間に骨があるので口蓋根へのアプローチは難しい。皮質骨面から1cm近く口蓋側に削り込まないと口蓋根に到達しない。逆根管治療で皮質骨から1cm奥を処置するのは難易度が高い。

5．上顎第2小臼歯

上顎第2小臼歯は、第1小臼歯と同様の形態であるが、より単純である。1根で根管口は2つあっても、根管内で合流して根尖孔は1つという場合が多い。また、根尖は上顎洞に近接していることがある（図13）。CBCT画像で病変の広がりを確認し（図14～16）、病変の掻爬時の上顎洞穿孔に注意する。

6．上顎第1大臼歯

上顎第1大臼歯は3根である。遠心頬側根と口蓋根では1根管の出現率は100%である。近心頬側根は1根の中に1～3根管が入り、歯根内で分岐癒合がみられる。根尖を切除すると、切断面にはイスムスやフィンが出現する。

近心頬側根と遠心頬側根は逆根管治療の適応となる。

図17は、瘻孔の認められた6|のデンタルX線写真である。デンタルX線写真から、近心根と遠心根に根尖部透過像がある。近心頬側根管の根管充填は根の湾曲に沿わず、直線化して根尖孔の位置も移動しているようにみえる。根管充填も少し

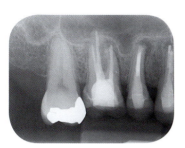

図⓱ 瘻孔の認められた6⌋のデンタルX線写真

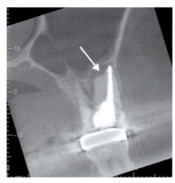

図⓲ 近心頬側根のCBCT頬口蓋断面画像。右が頬側

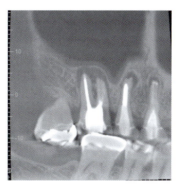

図⓳ 頬側根のCBCT近遠心断面画像。右が近心

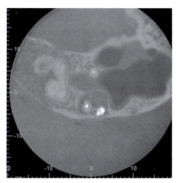

図⓴ 根尖付近のCBCT水断面画像。下が頬側、右が近心

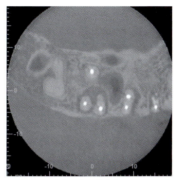

図㉑ 根尖切断面付近のCBCT水平断面画像。下が頬側。右が近心

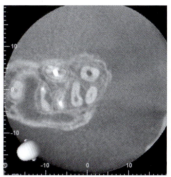

図㉒ 第1大臼歯頬側に上顎洞が侵入している症例のCBCT水平断面画像。下が頬側。左が近心

オーバーである。

　近心頬側根のCBCT頬口蓋断面画像（**図18**）では、歯根は幅の広い長方形で、根管充填は頬側に偏っている。口蓋側に未処置のMB2（矢印）がみえる。MB2の根尖孔は病変のほぼ中央にある。未処置根管は病変の原因となる。この病変は、遠心根根尖も含んでいる（**図19**）。CBCT水平断面画像を見ると、根尖部（**図20**）では病変が上顎洞に取り囲まれていることがわかる。根尖切除をする断面（**図21**）を見ると、根管充填された根管と未処置根管がわかるので、逆根管窩洞形成の参考となる。病変の近心には上顎洞があり、骨欠損を広げないように注意しなければならない。

　口蓋根は、頬側から見ると上顎洞に遮られ、口蓋側から見ると厚い骨に囲まれている。上顎洞が関係ないとしても、頬側からのアプローチは難しい。歯によっては、口蓋側の骨表面に歯根が位置していることもあるが、舌側からのアプローチは非常に困難である。口蓋根は、このような解剖学的理由により、一般的に逆根管治療の適応とならない。また、上顎洞が頬側根よりも頬側に侵入していることがあり（**図22**）、この場合、逆根管治療はできない。

7. 上顎第2大臼歯

　上顎第2大臼歯の歯根は、1〜3で癒合していることが多い。根管は1〜4である。歯が後方にあり、唇の開き方に制約があるために外科的根管治療が必要な場合は、意図的再植法が行われる。歯根離開が大きく抜歯が困難な場合は、意図的再植法も適応とならない。

8. 下顎中切歯および側切歯

　下顎中切歯および側切歯は、似た形態をしている。側切歯のほうが若干長く、大きい。歯根は1つで、根管はどちらも2根管が約3割で、そのほ

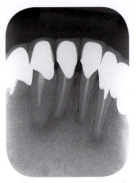
図❷ 下顎前歯部の根尖病変

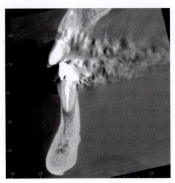
図❷ 1̄のCBCT唇舌断面画像。左が唇側

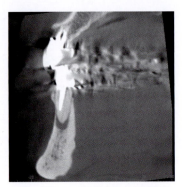
図❷ 2̄のCBCT唇舌断面画像。左が唇側

とんどが根尖部で根管が合流している。完全な2根管は約1割である。下顎切歯部は歯槽骨が唇舌的に薄く、骨欠損は舌側に開口する、あるいは歯周病と鑑別が難しいことがある。

図23は、根尖病変を有する下顎前歯部のデンタルX線写真である。CBCT画像（図24）では、1̄は1根管で、病変は海綿骨に限局している。CBCT画像（図25）では、2̄の根管充填は唇側のみになされ、しかも歯根中央部で止まっている。下顎前歯部は舌側根管が未処置となることが多い。根尖部には根管が見え、唇側根管と舌側根管が根尖部で合流しているようである。最初の根管治療時に舌側を探索すれば、もう1根管見つかった可能性がある。

9. 下顎犬歯

下顎犬歯は、1根で1根管が多いが、2根管の場合もある。歯根長が長く、逆根管治療時には根尖へアクセスしづらいかもしれない。

図26は、根尖病変を有する3̄のデンタルX線写真である。CBCT画像（図27、28）では根尖病変は根尖孔を中心に同心円状に広がっている。下顎犬歯は2根のこともある。図29にCBCT画像を示す。

10. 下顎第1小臼歯

下顎第1小臼歯は、約2割が2根管である。しかし、1根管しか治療されていないことが多い。未処置となっているのはたいてい舌側根管である。舌側根管は根管中央部で、頬側根管から舌側方向に分岐するので、根管の存在を知らなければ見つけることは極めて困難である。未処置の根管は再発の原因となる。

図30は4̄で、根尖部透過像が認められる。良好な根管充填のようにみえるが、遠心の歯根の膨らみが気になる。CBCT画像（図31、32）では、舌側に未処置の根管が見つかった。適合のよいブリッジが入っており、わざわざ壊さなくとも逆根管治療で対応できる。

11. 下顎第2小臼歯

下顎第2小臼歯は、ほとんどが1根管である。2根管となることもあるが、根尖部が膨らんだ珍しい形態として出現することがある。

図33は、根尖部が膨らんだ形態の5̄のデンタルX線写真である。CBCT水平断面画像（図34）を見ると、樋状根となっていた。

一般的に下顎第2小臼歯の根尖は頬舌的に歯槽骨の中央部、第1小臼歯に比べると舌側寄りに位置する（図35～37）。逆根管治療の際には、厚い皮質骨を削って病変部へアプローチすることがある。また、オトガイ孔が近く、施術の際には位置を確認しておかなければならない。

12. 下顎第1大臼歯

下顎第1大臼歯は、近心根1、遠心根1～2、極めて稀に樋状根が出現する。根管は、近心根に1～3である。近心頬側根管と近心舌側根管の間に、MM根管という3つ目の根管が出現することがある。MM根管の多くは未処置なので、根

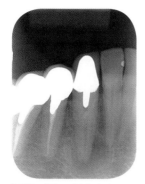

図㉖ 3̅ の根尖病変

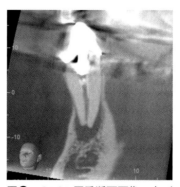

図㉗ CBCT唇舌断面画像。左が唇側

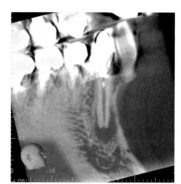

図㉘ CBCT近遠心断面画像。左が遠心

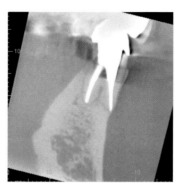

図㉙ CBCT頬舌断面画像。右が唇側

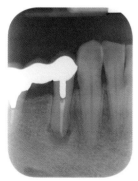

図㉚ 根尖病変のある 4̅

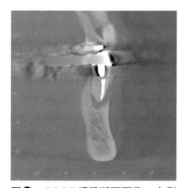

図㉛ CBCT頬舌断面画像。右側が頬側

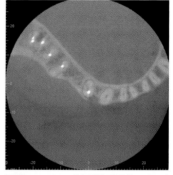

図㉜ CBCT水平断面画像。下が頬側

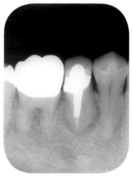

図㉝ 根尖部が膨らんだ形態の 5̅

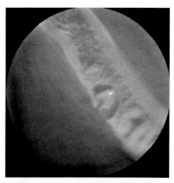

図㉞ CBCT水平断面像。左下が頬側

4 解剖学的複雑性とCBCTによる3次元的診断の必要性

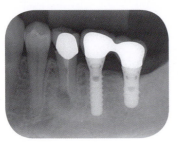 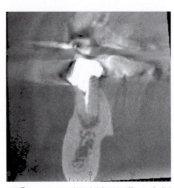 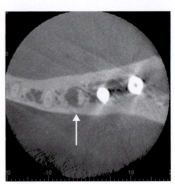

図㉟ 根尖部に歯根吸収がみられた 5｜　　図㊱ CBCT頬舌断面画像。左側が頬側　　図㊲ CBCT水平断面画像。下が頬側。白矢印が第2小臼歯

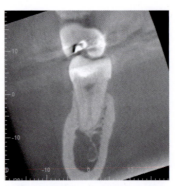

図㊳ 下顎第1大臼歯遠心根のCBCT頬舌断面画像

尖病変の原因になり得る。MM根管は、非外科的根管治療で処置できない場合には逆根管治療の適応となる。近心根は、逆根管治療時に根尖切除するとイスムスが出現する。

遠心根は1根と2根の場合がある。1根の場合、根管は1～2。遠心舌側根管は歯根中央部で舌側に分岐し、探索しづらい。

図38は、根尖部で分岐している下顎第1大臼歯遠心根のCBCT頬舌断面画像である。2根管の場合、根尖切除でイスムスが出現する。2根の場合、遠心頬側根は1～2根管で、遠心舌側根は1根管。遠心舌側根はモンゴロイドに特有の形態である。歯根は舌側下方に伸び、舌側皮質骨にぶつかったところで下方に湾曲する。下顎大臼歯は逆根管治療の適応となるが、遠心舌側根だけは根尖が舌側に位置するためにアクセス困難で、逆根管治療の適応にはならない。

図39は6｜の例である。遠心頬側根が瘻孔の原因であった。遠心根のCBCT頬舌断面画像（図40）では、遠心舌側根が舌側に位置していることがわかる。水平断面画像（図41）でも遠心舌側根は近心根や遠心頬側根に比べて舌側寄りで、逆根管治療の適応にならないことがあきらかである。

13. 下顎第2大臼歯

下顎第2大臼歯は近心根と遠心根に分かれた2根の場合と樋状根の場合がある。2根の場合はそれぞれの歯根に1～2根管を有する。樋状根は形態のバリエーションが多く、単純に1根管のものから数根管あるものまで報告されている。いずれの場合も、歯根は皮質骨面から10mm以上離れていることが多い（図42）。頬棚の存在で、病変に到

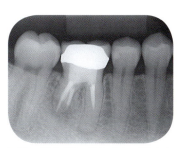
図㊴ 遠心根に根尖病変が認められた6̱

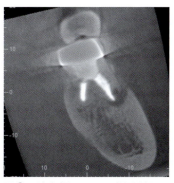
図㊵ 遠心根のCBCT頬舌断面画像。右が頬側

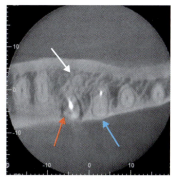
図㊶ CBCT水平断面画像。下が頬側。青矢印：近心根。赤矢印：遠心頬側根。白矢印：遠心舌側根

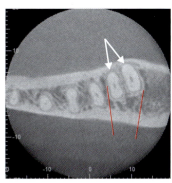
図㊷ 下顎第2大臼歯の水平断面画像。

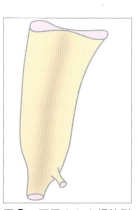
図㊸ 圧平された根管形態（歯根は省略している）

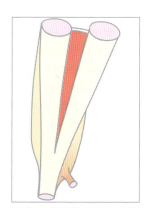
図㊹ 根管形成後の根管形態

達するための骨削除量が多くなりすぎる。図42で、白矢印が下顎第2大臼歯近心根と遠心根である。もし逆根管治療を行おうとすると、赤線のように歯槽骨を削除していかなければならない。施術困難なほどアクセスが悪く、下顎第2大臼歯は逆根管治療の適応にはならない。歯根形態が先細りで、抜歯が容易であれば、意図的再植法が適応となる。

根管形態からみる診断

歯髄腔はほとんどの歯根で近遠心的に圧平された形態をしている（図43）。歯髄腔は経年的に狭窄し、紙のように薄くなってしまう。根管治療が必要になったときに、ファイルは根管の空間の入りやすい部分に入る（図44）。根管形成はファイルの通った、テーパーのついた円柱状の部分で、その部分を主根管と呼んでいる。主根管ではない根管の部分を側枝（図44 橙色）、フィン（図44 黄色）あるいはイスムス（図44 赤色）と呼ぶ。

根尖分岐は根管形成で除去されてしまい、主根管に取り込まれることもあるが、側枝は根管形成前後で変化しない。側枝は難治性根尖性歯周炎の原因であることが報告されている[4]。逆根管治療においては根尖を切除することにより、側枝は除去されるが、切除部分よりも歯冠側の側枝は残ってしまう。病変の原因となるので対応が必要である。

フィンおよびイスムスは根管形成によって主根管と区別される、根管の未処置部分である。イスムスは根管と根管の間を繋ぐ部分、フィンは根管からはみ出たような根管の部分である。

1．副根管（側枝・根尖分岐）

側枝は、非外科的根管治療ではその存在を把握

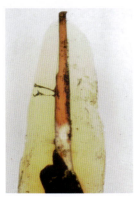
図㊺ 上顎中切歯の歯根中央部の側枝

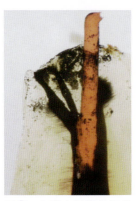
図㊻ 上顎中切歯の根尖部の側枝

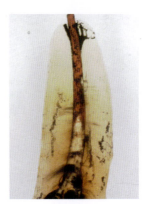
図㊼ 上顎側切歯の根尖分岐（apical ramification）

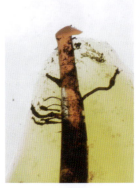
図㊽ 上顎犬歯の根尖近くにみられた多数の側枝。側枝は1つとは限らず、何本もみられることがある

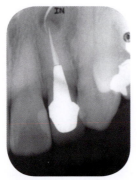
図㊾ |2のデンタルX線写真。根尖部には直径約6mmの根尖部透過像が見られる

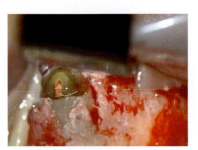
図㊿ 根尖を切除したところ

して処置できることは稀である。根管充填後のデンタルX線写真で、側枝に入っているのを見つけて喜ぶくらいである。透明標本でみられた側枝の例を図㊺～㊽に示す。

逆根管治療が必要となった症例では、70%の歯根で側枝がみられたという報告がある[4]。根尖切除する際の切りしろにも側枝が含まれている可能性があるので、逆根管治療が必要になるような歯根では側枝の出現率は70%より高いと推察される。

図㊾は、口蓋側の瘻孔にガッタパーチャポイントを挿入し、撮影した|2のデンタルX線写真である。逆根管治療を行い、根尖を切除（図㊿）・摘出した。スーパーEBAセメント（Bothworth: USA）で逆根管充填を行い（図51）、1年後には根尖周囲に骨の再生が認められた（図52）。摘出した根尖を透明標本にすると、未処置の側枝が認められた（図53）。

外科症例での根尖分岐および側枝の出現率は、解剖学的な歯種別の出現率（表1、2）と同等か、より高い。根尖分岐および側枝は、難治性根尖性歯周炎の原因の一つといえよう。

副根管（側枝・根尖分岐）の位置についてもいくつか情報がある。Kimらは根尖3mmに98%の根尖分岐、93%の側枝が含まれると主張している[9]。これらの副根管はほとんど除去できるので、根尖3mmを切除することを推奨している。確かに3mm切除するのは臨床的には妥当と考えられるが、

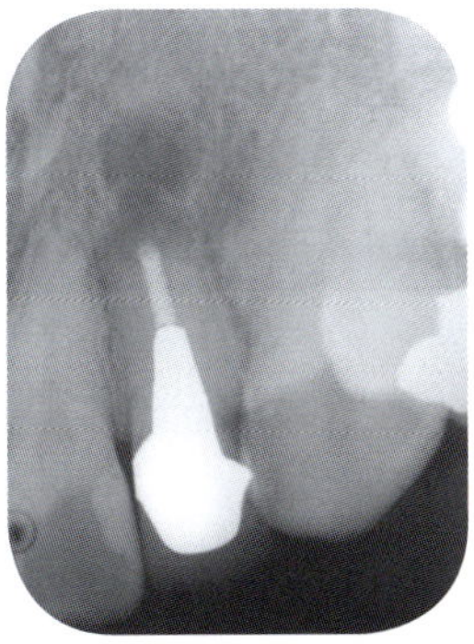

図(51)　逆根管充填直後

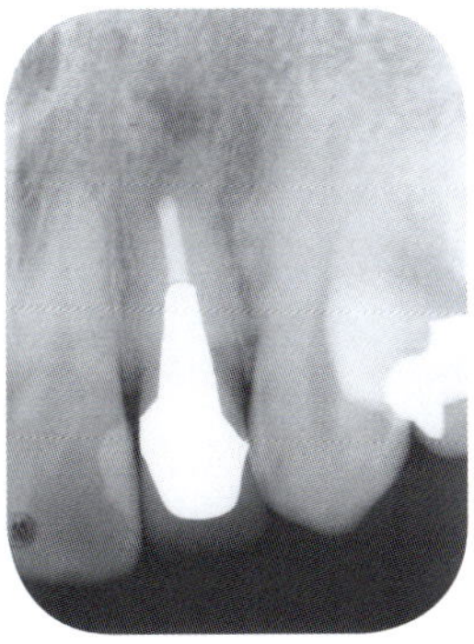

図(52)　逆根管充填１年後

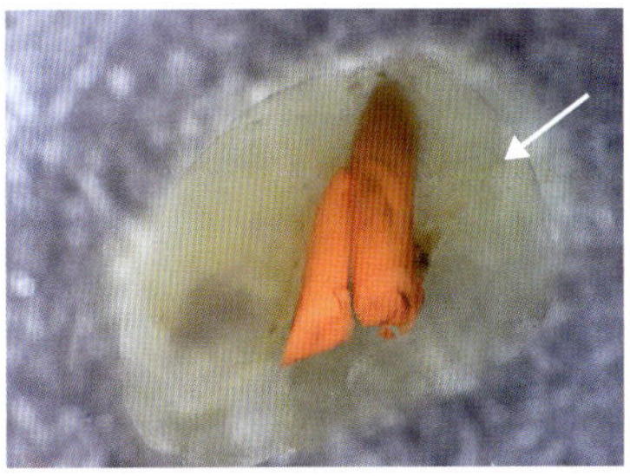

図(53)　摘出した根尖に認められた側枝（矢印）

表❶　上顎歯の根尖分岐・側枝の出現率（%）

		1	2	3	4	5	6			7		
							MB	DB	P	MB	DB	P
Hess W (1921)[5, 6]	根尖分岐	25	31	25	41	50	67					
	側枝	21.4	22	18	18	19	16					
Vertucci FJ (1984)[7]	根尖分岐	1	3	3	3.2	15.1	8	2	4	3	2	4
	側枝	24	26	30	49.5	59.5	51	36	48	50	29	42
Kasahara E, et al. (1990)[8]	根尖分岐	12.3										
	側枝	54.7										

表❷　下顎歯の根尖分岐・側枝の出現率（%）

		1	2	3	4	5	6		7	
							M	D	M	D
Hess W (1921)[5, 6]	根尖分岐	21		39	44	49	73			
	側枝	10		12	17.3	20	13			
Vertucci FJ (1984)[7]	根尖分岐	5	6	8	5.7	3.4	10	14	6	7
	側枝	20	18	30	44.3	48.3	45	30	49	34

彼らの解剖学的なデータの出典が明確ではない。他の研究と比較すると、３㎜以内の出現率が高すぎる結果となっている。

Adorno ら[10]は、日本人の上顎前歯部における側枝の発生率を垂直的・水平的に調査した。中切歯での出現率は62%、根尖から５㎜以内、唇側から近心にかけて多くみられた。側切歯では出現率が49%、根尖から３㎜以内、口蓋側に多くみられた。犬歯では出現率が58%、根尖３㎜以内で遠心と口蓋側に多くみられた。結果的に側枝は根尖から３㎜以内の位置に高頻度で存在する。Adorno ら[10]の上顎前歯における根尖部３㎜以内での副根管出現率と、Kim ら[9]のデータを**図54**に示す。副根管は根尖３㎜以内に47～76% の出現率であった。

葭内らのデータ[11]は根尖からの距離を明記し

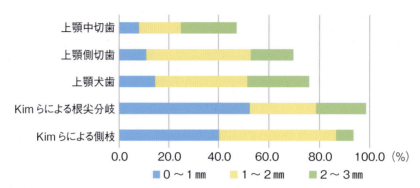

図54　上顎前歯における副根管の垂直分布（根尖からの距離ごとの副根管の分布）

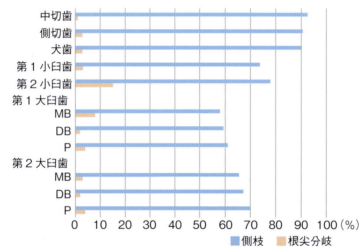

図55　上顎歯の根尖部での側枝・根尖分岐出現率[11]

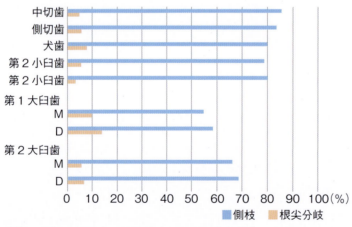

図56　下顎歯の根尖部での側枝・根尖分岐出現率[11]

ていないが、歯種別の根尖部の副根管出現率を報告している（図55、56）。やはり、Kimらの主張する副根管の出現率よりは低い。

上顎前歯部の副根管の水平分布についても報告されている。図57に、Adornoら[10]のデータにKasaharaら[9]の中切歯のデータを重ねたものを示す。中切歯は両者のデータがほぼ一致しており、唇側および近心に側枝の出現率が高い。側切歯は

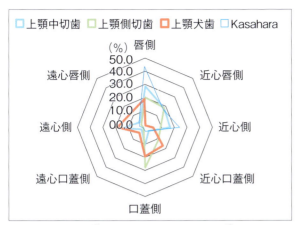

図❺ Adornoら[10]のデータにKasaharaら[8]の中切歯のデータを重ねたグラフ

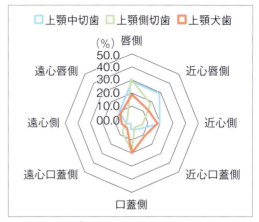

図❺ 葭内ら[11]による上顎前歯部の副根管の分布

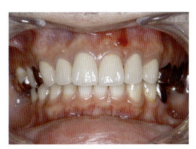

図❺ 上顎前歯部に瘻孔が認められる

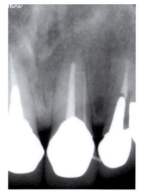

図❻ 瘻孔から挿入したガッタパーチャポイントは、中切歯歯根中央部に届いている

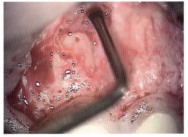

図❻ 歯肉弁を作成して肉芽組織を掻爬すると、側枝を探索できた

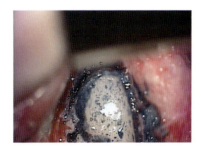

図❻ EBAセメントで逆根管充填

唇側および口蓋側に分布している。葭内[11]も同様のデータを報告している（図56、58）。中切歯および側切歯では、副根管の分布は同様の傾向を示している。

図59は、上顎前歯部に瘻孔が認められた症例である。瘻孔から挿入したガッタパーチャポイントは中切歯歯根中央部に届くが、その周囲にX線透過像は認められない（図60）。上顎中切歯の側枝が唇側に高頻度で出現することがわかっていれば、側枝が原因の可能性に思い至るであろう。歯肉弁を作成して肉芽組織を掻爬すると、側枝を探索できた（図61）。この症例では、EBAセメン

表❸ イスムスのみられる歯・歯根。○：イスムスが出現する可能性あり。×：イスムスはみられない

上顎	×	×	×	○	○	○	×	×	○	×	×
						MB	DB	P	MB	DB	P
歯種	1	2	3	4	5	6			7		
下顎						M	DB	DL	M		D
	○	○	○	○	○	○	○	×	○		○

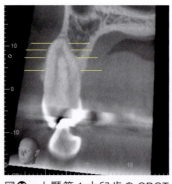

図❻❸ 上顎第1小臼歯のCBCT像。頰舌的断面像。左が頰側

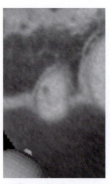

図❻❹ 根尖孔から1mmの断面。歯根が遠心に湾曲しているため、根尖孔は遠心に変位している

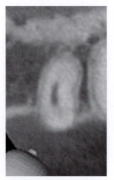

図❻❺ 根尖孔から3mmの断面。2根管が根尖に向かって合流したあたりの断面像で、根管は太い長円形となっている

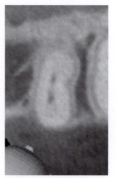

図❻❻ 根尖孔から4mmの断面。根管は2つに分かれている。CBCT画像ではイスムスの存在は不明である

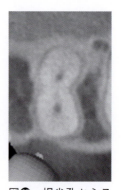

図❻❼ 根尖孔から7mmの断面。うっすらとイスムスが確認できる。歯根はつねに歯軸に垂直に切除できるとは限らない。ベベルをつけて切除することもある。その場合、切除する位置や角度により、歯根切断面に見える形態が変化する

トで逆根管充塡した（**図62**）。このように、側枝の分布を知っていれば、一見難症例に見えても容易に診断して治療を進めることができる。

2．イスムス

イスムスは、1つの歯根に2根管ある場合、歯根切断面に根管と根管を繋ぐ形態として出現する。

イスムスが出現する可能性のある歯は、**表3**の

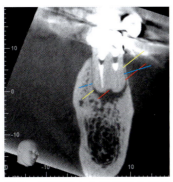

図❻❽ 下顎第１大臼歯近心根のCBCT頬舌断面画像。独立した２根管が認められる

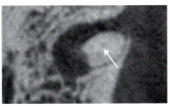

図❻❾ 図❻❽の赤線の断面では１根管（矢印）しかみられない。この断面だけ見ていると、舌側にもっと歯根が伸びていて、もう１根管あるということには気がつかない

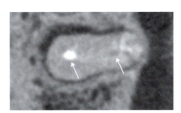

図❼⓿ 図❻❽の黄線の断面では２根管（矢印）認められる。しかしここでの切断だと舌側は切り足りず、頬側は歯頸部近くまで切っていて、切りすぎである

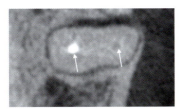

図❼❶ 図❻❽の青線の断面では２根管（矢印）認められる。根尖切除量も適当である。このようにCBCTの画像上で、根管形態を考慮しながら根尖切除の位置、切除する角度、および根管の見え方をあらかじめシミュレーションするとよい

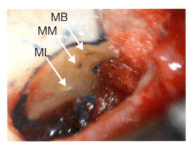

図❼❷ 図❼❶の実際の歯根切断面である。CBCT画像では２根管しか見つからなかったが、MB（Mesio-Buccal）根管とML（Mesio-Lingual）根管の間にいわゆるMM（Middle-Mesial）根管が見つかった。下顎第１大臼歯でのMM根管の出現率は22%[13]〜37.5%[14]と報告されている。MM根管はMB根管およびML根管とイスムスで繋がっているので、イスムスは明瞭ではないが、３根管を繋ぐ形で根管形成をしなければならない

どおりである。イスムスは２根管の場合に出現し、１根管の歯根にはみられない。すなわち、上顎中切歯、側切歯、犬歯、大臼歯遠心頬側根、および口蓋根は、ほぼ100％が１根管のため、どの歯根切断面でもイスムスは出現しない。一方、他の歯根では切断面によっては２根管となるので、２根管あるのか、イスムスは確認できるのか、処置が必要かを判断しなければならない。

イスムスは、非外科的根管治療時には根管口で見られるが、根管口より根尖側の歯根内部にイスムスがあるかどうかを知ることは困難である。イスムスの存在を予想できても、直接知ることはできない場合が少なくない。逆根管治療時には歯根を切断するのでイスムスが切断面に出現する。

図63は上顎第１小臼歯のCBCT画像で、２根管だが根尖付近で合流している。歯根切断位置により根管の断面形態は変化する。図63の横線の位置での断面像を図64〜67に示す。

図68〜72は、下顎第１大臼歯近心根のCBCT画像である。２根管の場合も、根尖切除位置により、断面形態は変化する。

Arx[14]は根管治療用内視鏡で逆根管治療時に歯根切断面を観察した結果を報告している。この報告のなかで、彼は歯根切断面の形態を図73のよ

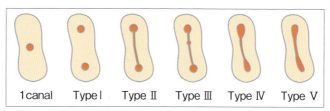

図⑬　歯根断面に見える根管形態の分類

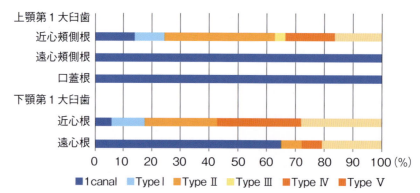

図⑭　歯根断面に見える根管形態の分類

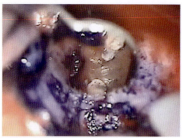

図⑮　メチレンブルーで染色。イスムスは見られなかった

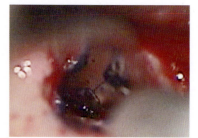

図⑯　根尖病変が再発。リエントリーすると、今度はイスムスを確認

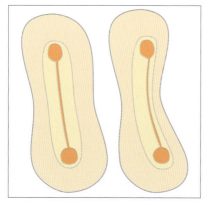

図⑰　イスムスに対する窩洞形成。左：イスムスが歯根断面の中央にあるときには歯根中央に逆根管窩洞を行ってよい。右：イスムスが中央にはないので、窩洞形成は歯根中央に作り、イスムスが含まれるようにする

うに分類した。

　各形態の出現率を図74に示す。イスムスなしは青系、イスムスありは赤系で示している。イスムスはいずれも根管充填されていなかったという。Type ⅢがMM根管を示しているが、この報告では下顎大臼歯には認められていない。

　図75は上顎第1小臼歯で、メチレンブルーで染色してもイスムスは見られなかった。Type Ⅰに相当する。根管のみ逆根管充填を行った。

　3年5ヵ月後、根尖病変が再発した。リエントリーすると、今度はイスムスを確認できた（図76）。Type Ⅱとなる。イスムスは根管間にみられ、

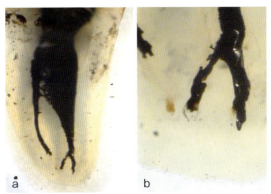

図⑱ ファイルは根尖孔まで到達している。根尖部で根管は分岐している他、未処置の根管もみられる

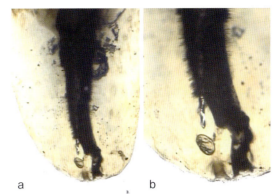

図⑲ 根尖部で根管は緩やかに湾曲しているが、ファイルは追随できず、象牙質に食い込んでいる。根管は根尖部で湾曲と分岐がある

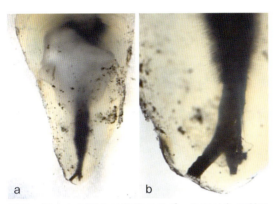

図⑳ 緩やかな湾曲に追随できず、やはり象牙質に食い込んでいる

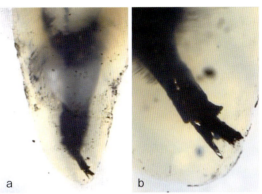

図㉑ ファイルはステップバック形成中に根管から逸脱し、根管壁に食い込んでいる(参考文献[15]より引用)

歯根破折ではないと思われた。近遠心的にイスムスの幅が開いてきたように見えた。イスムスを含めて逆根管充填を行った。

このように切断面でイスムスがみられなくとも、1つの根に2根管ある場合には、イスムスが潜在的にあるものと考えて処置したほうがよい。イスムスの薄さから、CBCT画像で確認することは困難である。

イスムスは歯根切断面の中央にあるとは限らない。偏った位置にあるかもしれないが、逆根管窩洞形成は歯根中央に行う。窩洞周囲の象牙質が薄くなりすぎないようにするためである（図77）。

根尖部の形態

根尖部での根管は多かれ少なかれ湾曲している。さまざまな根管形成法が提案され、新たな器具が開発されても湾曲に追随して根管形成できないことが多い。とくに再根管治療ではその傾向は顕著である。最初の根管形成時には穿通していた根管でも、再根管形成時には6.6％の根管で穿通が失われ、その原因の80％は根尖部根管の湾曲であったことが報告されている[15]。

図78〜81に、再根管形成後にファイルを固定して作製した透明標本を供覧する（根管にはイ

ンクを注入してある)。

このように、根管のオリジナルの形態に対して、非外科的根管治療で対応できる部分は限られている。ファイルは根管の形態にかかわらず、真っ直ぐに進んでしまう。逆根管治療では、副根管、フィン、イスムスに加えて、主根管に生じた根管治療の不都合な部分を除去することができる。

まとめ

逆根管治療の適応を考えるとき、歯と骨の位置関係、および根管形態について解剖学的に考察しなければならない。まず、根尖が歯槽骨の舌側壁近傍に位置しているものは適応とならない。根尖が頰側の骨に覆われている場合は難症例である。術前診査では歯と骨の解剖学的形態を理解したうえで、正常形態からの個別の症例の変異を評価する。根尖の位置が施術可能であるか、施術する場合の注意点は何かをCBCT画像で確認する。根尖病変による骨欠損があれば施術はやりやすくなる。

根尖を切除したら、主根管の他に、フィン、イスムス、側枝、破折がないかを確認する。歯種により形態的特徴が異なるので、その形態をよく理解しておかなければならない。そのうえで、すでになされている根管治療の影響で形態がどのように変異しているかを診断しながら処置を進めていく。解剖学的形態がよく理解できていれば施術時間も短縮し、成功率も高くなるだろう。

【参考文献】

1) 吉岡隆知, 坂上斉, 吉岡俊彦：側切歯を中心に広がる根尖病変について 第二報. 日歯内療誌, 36：121-125, 2015.
2) Castelo-Baz, P, Ramos-Barbosa I, Martín-Biedma, Dablanca-Blanco AB, Varela-Patino P, Blanco-Carríon J: Combined Endodontic-Periodontal Treatment of a Palatogingival Groove. J Endod, 41: 1918-1922, 2015.
3) Yoshioka T, Kikuchi I, Adorno CG, Suda H: Periapical bone defects of root filled teeth with persistent lesions evaluated by cone-beam computed tomography. International Endodontic Journal, 44: 245-252, 2011.
4) Wada M, Takase T, Nakamura K, Arisue K, Nagahama F, Yamazaki M: Clinical study of refractory apical periodontitis treated by apicoectomy Part 1. Root canal morphology of resected apex. International Endodontic Journal, 31: 53-56, 1998.
5) Hess W: Formation of root-canals in human teeth. I JNDA, 8: 704-734, 1921.
6) Hess W: Formation of root-canals in human teeth. II JNDA, 8: 790-803, 1921.
7) Vertucci FJ: Root canal anatomy of the human permanent teeth. Oral Surg Oral Med Oral Pathol Oral Radiol Endod, 58: 589-599, 1984.
8) Kasahara E, Yasuda E, Yamamoto A, Anzai M: Root Canal System of the Maxillary Central Incisor. J Endodon, 16: 158-161, 1990.
9) Kim S, Kratchman S: Modern Endodontic Surgery Concepts and Practice: A Review. J Endod, 32: 601-623, 2006.
10) Adorno CG, Yoshioka T, Suda H: Incidence of accessory canals in Japanese anterior maxillary teeth following root canal filling ex vivo. International Endodontic Journal, 43: 370-376, 2010.
11) 葭内純史, 高橋和人, 横地千仭：真空注入法による歯髄腔の形態学的研究. 歯基礎誌, 14：156-185, 1972.
12) Nosrat A, Deschenes RJ, Tordik PA, Hicks ML, Fouad AF: Middle Mesial Canals in Mandibular Molars: Incidence and Related Factors. J Endod, 41: 28-32, 2015.
13) Azim AA, Deutsch AS, Solomon CS: Prevalence of Middle Mesial Canals in Mandibular Molars after Guided Troughing under High Magnification: An In Vivo Investigation. J Endod, 41: 164-168, 2015.
14) Arx T: Frequency and type of canal isthmuses in first molars detected by endoscopic inspection during periradicular surgery. International Endodontic Journal, 38: 160-168, 2005.
15) 吉岡隆知, 小林千尋, 須田英明：根管形成による根管の穿通性の変化. 日歯保存誌, 46：154-157, 2003.

column 1　CBCTの撮影

　CBCTの普及に伴い、患者が紹介状とともにCBCT画像を持参することが増えた。ところが、残念なことにまったく参考にならないものが多い。画質が悪くて見えないものや、根管治療の診断には不向きなものもある。それでも診断には必要なのでこちらで再撮影することもあるが、被曝の観点から1回で済むところを再度撮影することには気が引ける。紹介の前にご連絡いただき、CBCTの撮影はどちらで行うかを確認してもらえると助かるのだが、自院でCBCTを導入すると撮影したくなる気持ちもわからないではない。そこで撮影に際し、自院で撮影したCBCT画像が根管治療の診断に耐え得るものなのかを見直していただきたい。また、自院で撮影した画像を患者に見せていない医院も多く、お預かりしたコピーが悪いのか、もともとの撮影が悪いのかを判断できないこともある。紹介を受ける側としては、普段見慣れている画像が一番わかりやすく診断もしやすいので、可能なかぎりこちらで撮影したいのが本音である。昨今はセカンドオピニオン、サードオピニオンを求めて患者が来院することが増えたが、CBCTを撮影したものの、撮影した医院との関係がよくなく、画像を借りにくいという声も耳にする。無意味な撮影を避けるためにも、CBCT画像のDVDを患者に渡すようにしてはいかがであろうか。

（井澤常泰）

5 現在、マイクロスコープに求められているものは……

井澤常泰 Tsuneyasu IZAWA （東京都・井澤歯科医院）

　誰が最初にマイクロスコープを歯科治療に応用したかについては諸説あるが、筆者は、1954年フランス・ボルドー第二大学のDr. BoussensとDr. Ducaminがパイオニアであるという説を支持する。その根拠は、

1）彼らがマイクロスコープを歯科治療に応用する1年前の1953年に、Carl Zeiss社が、OPMI 1という現在の歯科用マイクロスコープの原型ともいえるマイクロスコープを発売したこと（図1）。

2）パイオニアの2人は、Stomatologistとして耳鼻咽喉科でトレーニングを受けており、その際、マイクロスコープに触れ、歯科へ応用した（Dr. Ducamin談）。

の2点からなる。

　それから40年後の1994年、筆者がペンシルバニア大学のマイクロサージェリーコースを初めて受講したころのマイクロスコープは、形態こそかなり洗練されてきたが、動きはよいとはいえず、逆根管治療を行う際には、マイクロスコープを動かす代わりに術者がいろいろなポジションへ移動する必要があった。鏡筒は可変ではなく45°固定式で、マイクロスコープはほぼ上下にしか動かなかった。当時、東京医科歯科大学歯学部保存科手術室には立派なマイクロスコープがあったが、誰も使用したことがなく、使い方がわからないばかりか、記録装置も使用に耐えず、マイクロサージェリーを教育し、広めていくには厳しい環境であった（図2～4）。

　1994年以降、マイクロスコープが歯科治療に応用され始めた当時は、医科用のマイクロスコープを歯科に転用しただけであったため、大きくて動きの悪い製品ばかりであった。歯科特有の要求にマッチした、小型で動きのよいマイクロスコープの登場は2000年代になってからである。手術用マイクロスコープの歴史はCarl Zeiss社により作られたといっても過言ではなく、歯科用マイクロスコープとしても、真っ先にOPMI Picoを2000年に発売した。

　その後各社がこの市場に参入し、現在は中国、インド製の廉価製品も出回っているのは周知のことである。

進化するマイクロスコープ

　さて、歯科用マイクロスコープがどのように進化してきたか、Picoを例にその変化をみてみたい。

　図5aは2000年発売のPicoオリジナルである。当時から光学系はずばぬけており、すでに完成されていた。さらにコンパクトでアームに安定性があり、競合機種の追従を許さない存在であった。図5bは、それから15年経過した現在の製品である。光学系にはほとんど変化がなく、光源がハロゲンからLED、キセノンへと変わったくらいである。

　最近の各社マイクロスコープのスペックをカタログで比較してみると、たとえば高性能なアポクロマートレンズは、15年前にはCarl Zeiss社のみ採用していたものが、現在では1機種を除き、他のすべての機種で採用されている。性能の優劣はともかく、スペックだけみるとどのマイクロスコ

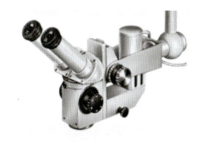

図❶ 1953年発売のOPMI 1（Carl Zeiss）

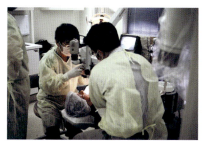

図❷ 1994年当時のペンシルバニア大、マイクロサージェリーコースのライブオペ

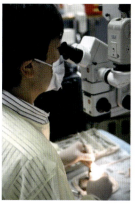

図❸ 1994年当時の鏡筒は45°固定式。マイクロスコープはほとんど上下にしか動かなかった

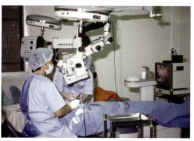

図❹ 1994年当時の東京医科歯科大学歯学部保存科手術室。手術できる部位は前歯部がほとんどであった

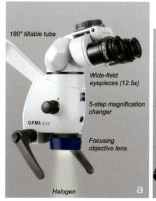
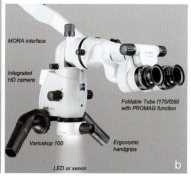

図❺ Pico（Carl Zeiss）における15年間の進化

ープも差がなくなってきた。ところが、機動性を担う部分においては、カタログからではわからないことが多い。コストを下げるために、マイクロスコープの動きについてはあまり手が加えられていない製品が多いのではないだろうか。

Carl Zeiss社製マイクロスコープの機動性に関する進歩をみると、MORA Interface、Foldable Tube、Varioscopeなどの新技術が導入され、動きがよくポジショニングが楽なVisual Comfortを実現させてきている（図6、7）。

この機動性を追従できるかが他社の死活問題となることはあきらかであり、言い換えるとこの15年間は、マイクロスコープの動きのよさを追求した期間ともいえる。このことは、逆根管治療にも

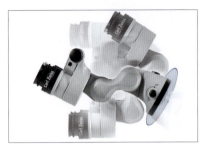
図❻　Foldable Tube

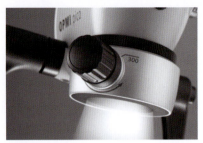
図❼　Varioscope。焦点距離が200〜300mmの間で合わせられるので、ポジションを変えなくてもフォーカスを合わせることができる

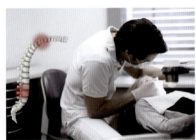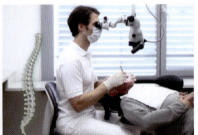
図❽　マイクロスコープ導入による治療姿勢の変化は、歯科医師寿命の延伸にも繋がる

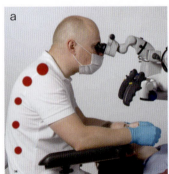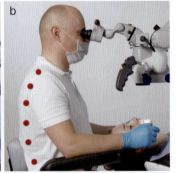
図❾　マイクロスコープは Visual Comfort でなければならない。術者が楽に治療できる姿勢にマイクロスコープ側が合わせられる機動性のよさが要求される

大きく影響している。マイクロスコープが機動性をもたなかった時代の外科処置ポジショニングについての議論はすでに過去のもので、外科処置に限らず、マイクロスコープを使った歯科治療は歯科医師の治療姿勢を大きく変化させ、歯科医師寿命を延ばすことができると考えている（図❽）。

図❾は、顕微鏡治療中の姿勢を比較したものである。図❾aの背中を丸めた姿勢は決して快適ではなく、治療の精度にも問題が出る。上目遣いで接眼レンズを覗いていると、眉間に皺が寄り、首が疲れ、人相も悪くなる。図❾bの姿勢が理想的でホームポジションとも呼べる。外科処置を行う場合はこの姿勢を崩すことなく、患者の頭を中心に回転移動する。治療用チェアーを動かす、あるいは、患者の頭位を変えても、マイクロスコープがアジャストしてくれることで、術者はホームポジションを保つことができる。

マイクロスコープの進歩はたいへんありがたい

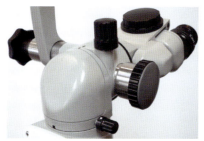

図⑩　ポート付きビームスプリッター

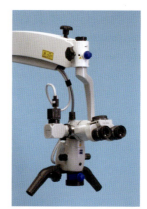

図⑪　Cマウント＋3CCDカメラ

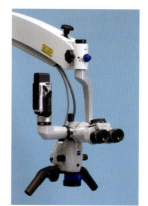

図⑫　フレクショモーションアダプタ＋HDハンディカムカメラ

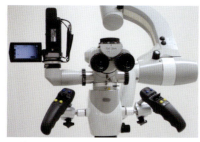

図⑬　プロエルゴに装着したHDハンディカムカメラ（吉岡隆知先生提供）

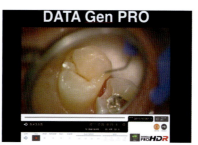

図⑭　DATA Gen PRO　HD対応。動画記録装置であるが、静止画の抽出、動画の編集も可能

ことであるが、Pico を例に挙げると、発売当初の価格と現在のフル装備した Pico とでは価格が倍以上違う。マイクロスコープ業界にとって、歯科は最後の市場といわれて久しいが、一開業医がマイクロスコープにかけられる金額には限りがある。今後は価格も Comfort になってくれるよう期待している。

記録装置としてのマイクロスコープ

この15年間で機動性とともに進歩したのは、マイクロスコープの記録装置としての側面であろう。2000年当時は、Pico に内蔵された1CCDカメラが記録装置の標準であった。のちに、MORAインターフェースビームポート付きの普及に伴い、Cマウントを介し、小型の3CCDビデオカメラの装着が可能となり、動画の精度が格段と向上したが、3CCDカメラが高価であったため、あまり普及しなかった。近年、HDハンディカメラの価格が下がり、入手しやすくなった背景もあり、フレクショモーションアダプタを介し、HDハンディカメラを装着するケースが増えてきている。カメラが大きく、Pico の場合、バランスが悪くなるとの懸念もあるが、総費用は安くなることから、現在の主流ともいえる。今後さらにビデオカメラの進歩は加速していき、その進歩に対応できないマイクロスコープメーカーは淘汰されていくのではなかろうか（**図10～13**）。

動画記録装置は必須である（**図14**）。昨今、動画で患者へ治療説明することは当たり前の時代であり、専門医であれば、紹介医への報告書に動画を付けることは次の紹介にも繋がる。

プレゼンターから YouTuber まで、治療動画は診療室から溢れ出る時代である。

6 逆根管治療を行うためのポジショニングとアシスタントワーク

井澤常泰 Tsuneyasu IZAWA （東京都・井澤歯科医院）

　前項（p. 48）で示したように、マイクロスコープが機動性をもたない時代の逆根管治療は、施術部位により、術者がポジショニングを代える必要があった。しかし、そのポジショニングは普段の治療姿勢とかけ離れており、術者、アシスタントともに疲労し、治療の精度にも影響を及ぼすものであった。

　図1は、歯科治療の標準的ポジショニングで、術者は患者の12時の位置、アシスタントは患者の左側に位置している。われわれはこのポジショニングに慣れ親しんでおり、マイクロスコープ下で行われる歯科治療もこのポジションで行うことが一番楽で正確なはずである。

　筆者は現在、上下左右大臼歯から前歯までほぼ11時〜1時のポジションで逆根管治療を行っている。アシスタントは1人だけで、患者の左側に位置する。術者とアシスタントの間には滅菌ドレープで覆ったワゴンを置き、滅菌したインスツルメントを置く。頻繁に使用するインスツルメントは、術者の右側、治療用ユニットのテーブル上に置く。

術前準備

　図2〜7は、術前の準備である。可能な限り清潔な状態での施術を心がけることは、一般外科処置と同様である。口腔内は不潔域だから大げさなことはしないという考えは間違いである。自分が患者だったらどうしてほしいかを実現することが重要である。

　患者にまず口腔内清掃を行う。施術部位だけでなく口腔内全体をブラッシング、フロッシングする（図2）。

　補助的に洗口液を使うことは有効である。筆者は1％クロルヘキシジン含有のCorsodyl Dental Gelを術前の口腔清掃に使用している（図2b）。口の周りも0.2％クロルヘキシジンで清掃しドレープする。

　滅菌した機材は、滅菌ドレープを敷いたワゴンに並べる（図3）。デンタルチェアーのテーブルも、滅菌ドレープで覆い、機材を並べる（図4）。ハンドピースはオートクレーブで滅菌できるがハンドピースを繋ぐコードはEOG滅菌されたスリーブで覆う。当院では、トレーはオートクレーブ滅菌可能（121℃）なディスポーザブルの紙トレーを使用している。ドレープはどのメーカーのものでもよいが、マイクロスコープの専用ドレープは、高価なだけでなく、邪魔になることが多い。簡単で安価な代用品はX線カバーである（図5）。接眼レンズの部分にハサミでスリットを入れ、レンズを露出させ、対物レンズの部分にはハサミで丸く穴を開ける。X線カバーは直径70cmのものがちょうどよい。

　無影灯のハンドルもカバーが必要で、簡単な方法は、オートクレーブ（121℃）をかけたアルミホイルを使用する（図6）。患者には必ずドレープをかける必要がある（図7）。

　ドレープはシールで顔面に貼り付けるタイプが動かなくて使いやすい。なぜドレープが必要かは、もちろん清潔な環境で施術するためだが、とくに下顎の歯を逆根管治療する場合、フラップをリトラクターで患者の顎ごと押さえて固定するため、

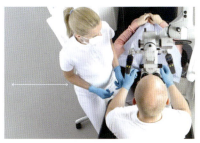

図❶ 患者、術者、アシスタントの基本ポジション。この位置関係を崩さず11〜1時の位置を移動する

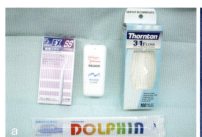
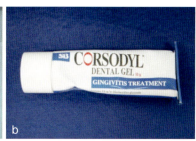

図❷ 術前の口腔清掃用具

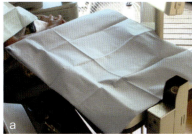

図❸ 滅菌物は外科用ワゴンに滅菌ドレープを敷きその上に並べる

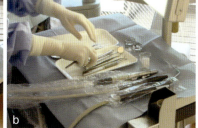

図❹ デンタルチェアーのテーブルもドレープで覆い（a）、滅菌したインスツルメントを並べる（b）

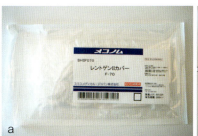
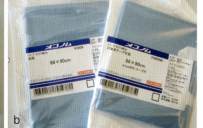

図❺ a：マイクロスコープをドレープするためのX線カバー。b：ドレープで穴あきのものは患者を覆うために使用する

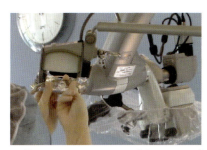

図❻ マイクロスコープをドレープし、無影灯のハンドルを、滅菌したアルミホイルでカバーする

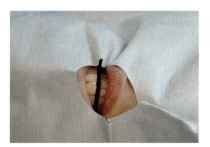

図❼ 患者は必ずドレープで覆う。シール付きのもので顔面に固定。苦しければ鼻に穴を開けて鼻呼吸しやすくする

6 逆根管治療を行うためのポジショニングとアシスタントワーク

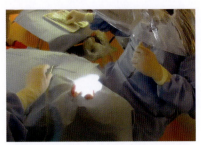

図❽　ポジショニングは厳密なものではないが、術者のホームポジションを維持できる範囲にとどめる

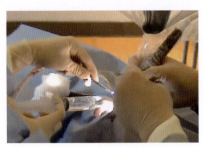

図❾　アシスタントは患者の左側が基本

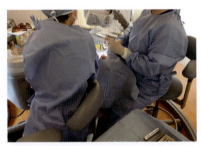

図❿　アシスタントの右側にはワゴンを置き、必要に応じてインスツルメントを術者に渡す

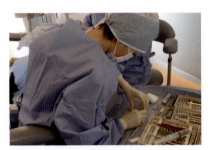

図⓫　ワゴン上でMTAを練和しているところ

患者の顔に触れても不潔にならないよう、ドレープは必須である。清潔な環境をルーティンに作り出すには、簡単で安価な方法を確立することが重要である。

ポジショニング

図8～11は、術者とアシスタントの位置関係である。術者が頻繁に使用するインスツルメントは右側に置き、必要に応じてワゴンにあるインスツルメントを渡してもらう。逆根管充塡材はワゴンの上で練和する。

図12～15は患者のポジショニングである。患者の体が楽なように、デンタルチェアーの上に低反発素材のマット、枕を置くことは患者のポジショニングの安定にもなり、有効である。

術中は、見えるポジションを探すために頻繁にデンタルチェアーを上下させたり背板を倒したり起こしたりする。その際、術者のポジショニングを変えずに施術するためには、Foldable Tube（図16a）とVarioscope（図16b）の組み合わせがVisual Comfortを実現させる。

逆根管治療は施術部位を直視する必要があり、とくに歯根の断面を直視できないと逆根管治療ができない。見えるポジションを探すためには、マイクロスコープの機動性が非常に重要となる。

上顎大臼歯の歯根断面を直視するためには、デンタルチェアーを下げ、背板を少し起こすイメージとなる。そうするとマイクロスコープと術野が近くなり顕微鏡を上げなくてはならない。焦点距離が長い対物レンズや、動きが悪い鏡筒を使用すると、スツールにはそんなに高くは座れないので、自分が中腰にならないと見えなくなる（図17、18）。

下顎大臼歯の歯根断面を直視するためには、上顎とは逆に、背板をフラットにする必要がある。そのためには、焦点距離が長い対物レンズでないと、背中を丸めて見ることになる。またマイクロスコープを患者の顎のほうからあおるイメージになるので、接眼レンズが目から離れ、前かがみになってしまう（図19、20）。

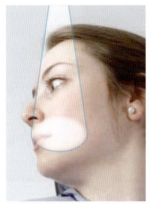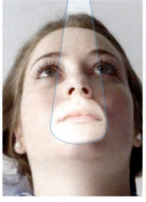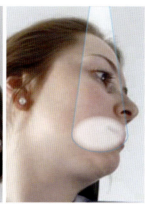

図⓬　患者の顔を左右に傾けることで $\frac{6|6}{6|6}$ まで直視することができる

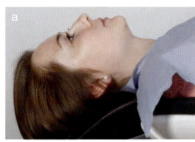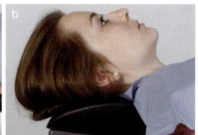

図⓭　ヘッドレストの角度。a：下顎の歯を逆根管治療する場合。b：は上顎。これに加えて、デンタルチェアーを上下させたり背板を倒したり起こすことで、ほとんど直視しながら逆根管治療ができる。患者を横向きにする必要はない

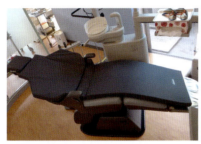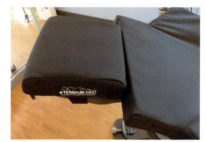

図⓮　低反発素材のマットを敷くと患者のポジショニングが楽で30～40分の手術時間でも十分耐えられる。マットはビニールのチェアースリーブで覆い、スリーブは患者ごとに交換する

図⓯　とくにヘッドレスト部に低反発素材の枕を使用することは、患者の頭が沈み込み、ポジションが安定する

アシスタントワーク

図21～32はアシスタントワークである。どんなに高価なマイクロスコープを使用しても、アシスタントワークが悪いと何も見えない。

自分のスキルアップも重要だが、アシスタントとのチームワークのスキルも磨く必要がある。

上下大臼歯の歯根断面を楽に直視するためには、Foldable Tube と Varioscope の組み合わせが必要となる。

まとめ

根管治療は術者ひとりでもできるが、逆根管治療ではアシスタントの役割が非常に重要となる。

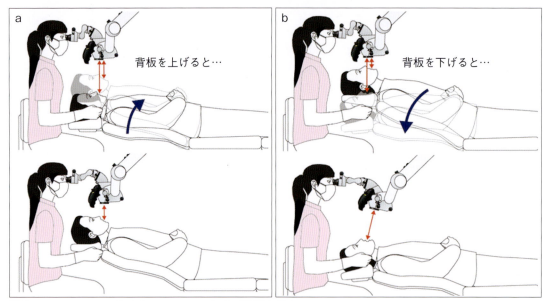

図⓰　Foldable Tube（a）と Varioscope（b）が必要な理由

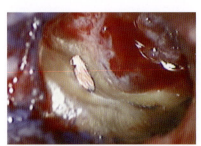

図⓱　6̄近心根断面

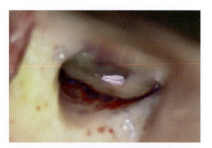

図⓲　6̄近心根断面。骨窩洞は近心を少し便宜拡大すると口蓋側が見やすくなる

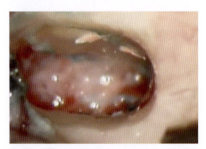

図⓳　6̄近心根断面。右下が一番見えにくく、アシスタントワークもやりづらい

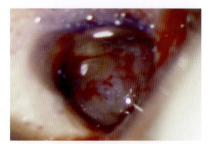

図⓴　6̄近心根断面。下顎は患者に咬合してもらわないと施術しづらい

前述したような手術の準備から、術中のアシスタントワークにはすべて理由があり、それぞれの目的を術者とアシスタントが共有せずに円滑な治療を行うことはできない。自院でアシスタントをトレーニングする際には、手技を教え込むだけではなく、逆根管治療を理解させ、興味をもってもらうような教育が必要なのである。マイクロスコープや機材はお金で買えるが、優秀なアシスタントは時間をかけて育てなければならない。

（白水貿易主催：マイクロエンドアドバンスコースは術者とアシスタントが一緒にトレーニングを行う実習会であり、ご興味あれば受講をお勧めします）

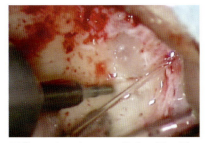
図㉑ アシスタントの注水の悪い例。生理食塩水がバーに当たっておらず、フラップ内に生理食塩水を貯めるだけになっている。患者の口腔内は生理食塩水ですぐにいっぱいになってしまう

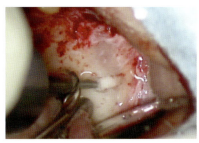
図㉒ 注水は冷却だけが目的ではない。削片を洗い流さないと歯根が見えない

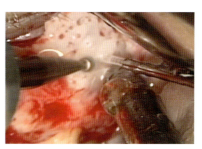
図㉓ 良好な注水例。注水はバーの動きを追従し、バキュームは視野を妨げず吸引している

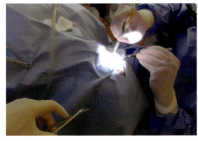
図㉔ 高倍率で見ているため、術者の視野径は狭いがアシスタントは広い視野で見ることができる

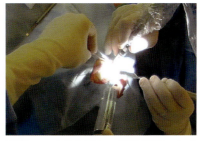
図㉕ マイクロスコープの光源、とくにキセノンはたいへん明るいため、アシスタントは術野を直視できない

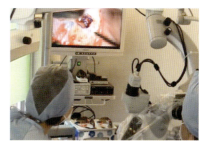
図㉖ アシスタントは直視できないので、モニターを見ながら、拡大された術野内でアシストする。倍率の分だけ自分の動きを小さくする必要がある

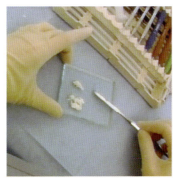
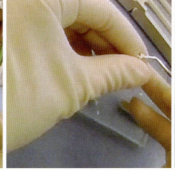
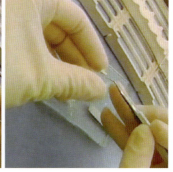
図㉗ MTAを練和し充填器に乗せ、MTAを充填しやすい形に成形する

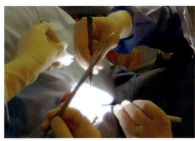
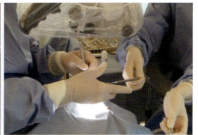
図㉘ 術者がマイクロスコープから眼を離さず充填器を受け取れるように、窩洞にもっていきやすい向きも考慮して渡す

6 逆根管治療を行うためのポジショニングとアシスタントワーク

縫合時のアシスタントワーク　　　　　口腔内

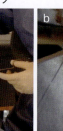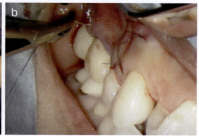

図㉙　術者は直針を上顎6、7間の歯肉に刺入。左手はミラーで頬粘膜を引っ張り、右手には持針器を持つ。アシスタントは右手でリトラクターを持ち、次に頬粘膜を押さえる準備をする

縫合時のアシスタントワーク　　　　　口腔内

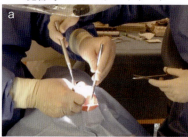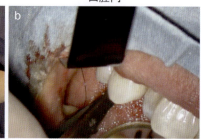

図㉚　針が口蓋側の歯肉を貫通。術者は左手でミラー、右手に持針器を持ち、口蓋側から針を抜く。アシスタントは右手でリトラクターを持ち、頬粘膜を押さえる。左手は糸を切るためハサミを準備

縫合時のアシスタントワーク　　　　　口腔内

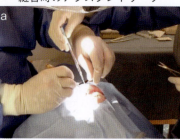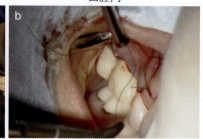

図㉛　術者は右手に持針器、左手は糸を持ち縫合開始。アシスタントは術者からミラーを受け取りそのまま頬粘膜を押さえる

縫合時のアシスタントワーク　　　　　口腔内

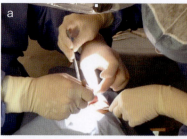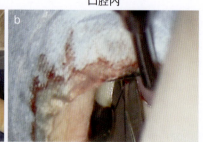

図㉜　縫合が終わり糸を切る。アシスタントは右手でミラーを持ち、左手でハサミを持ち糸を切断

column 2　逆根管治療とドレープ

　根管治療にラバーダムを使用する感覚で、逆根管治療の際には患者をドレープで覆うことを当然のこととして行っているが、はたして逆根管治療にドレープは必要なのであろうか。
　アメリカでは、口腔内のほうが不潔であるとの理由でドレープは必要なし、オペ着もグローブも非滅菌、タービンの注水はもちろん非滅菌水で骨を削る。エビデンスがないからドレープはしないというのであればそれはそれで結構。私はドレープを使用し、オペ着もグローブも滅菌したものを使う。注水には滅菌生理食塩水、骨削除は低速のハンドピースを使う。自分のいまの術後成績は（治癒だけではなく、術後の痛みや腫れ等の不快症状も含めて）清潔な術野の設定によるものと信じているので、それにかかる費用と手間を惜しむことはない。

（井澤常泰）

7

Microsurgical Instruments

坂上 斉 Hitoshi SAKAUE （東京都・坂上デンタルオフィス）

 ## マイクロインスツルメント

　1990年代中盤以降、マイクロスコープを用いた逆根管治療の基本的な術式に大きな変化はないが、そこで用いられる器具は日々進歩し、新たな製品が発売されている。常に新しい製品がよい結果をもたらすとは限らないが、その動向を追うことは必要である。本項では、マイクロスコープを用いた逆根管治療に用いる器具（マイクロインスツルメント）について解説する。長年使用されている器具から最新の器具まで、記載したものを一通り揃えていただければ、マイクロスコープを用いた逆根管治療が行えるようになっている。

　各ステップの基本的な術式については、他の章を参考にしていただきたい。基本的に、国内で購入可能なものを取り上げるようにしているが、今後も国内外で新しい器具が発売されるので、その動向は読者各位にお任せしたい。

　マイクロスコープを用いた逆根管治療での処置は、マイクロスコープの拡大明視野下にて行われ、処置を目視しながら繊細に行えるため、高い成功率を残すことができる。また、逆根管形成用超音波チップやマイクロミラーを用いることにより、骨窩洞を小さくでき、低侵襲な処置となるために、術後の不快症状の軽減も期待できる。そのためには専用の器具が必要となり、各器具について熟練していることが重要である。また、切開、剥離などの処置においては、歯周外科手術などで用いる器具を流用することもできる。

　本項の最後に、マイクロスコープを用いた逆根管治療に必要な器具リストを提示する（**表1**）。これらは日本にて購入可能なもののみを掲載しているので、未経験者の方は、購入機材の検討の際に参考資料としていただきたい。

 ## マイクロスコープ用ドレープ レンズプロテクタ（図1～3）

　マイクロスコープを逆根管治療で使用する際には、マイクロスコープを操作するときに触れる部位を滅菌処理されたドレープなどで覆う必要があり、また術野からの出血や切削時の飛沫からレンズを保護する必要がある。各メーカー純正の滅菌済みマイクロ用ドレープ、滅菌キャップ、レンズプロテクタなどが出ている。オートクレーブでの滅菌が可能な器具もあり、繰り返し使用することができるものもある。

　また、カールツァイスメディテック社のOPMI PicoおよびOPMI PROergoについては、サードパーティのマイクロスコープレンズカバーも出ている。

マイクロブレード（図4）

　マイクロブレードは、歯肉を切開し、粘膜骨膜弁を形成する際に使用する。その際、骨膜までの十分な切開が必要であり、繊細な処置ができるように刃の厚みや幅が薄いものが多い。メーカーごとにマイクロブレード、スカルペル、マイクロ剥離子などの呼び方がある。刃部と柄が一体となっているものや、取り外しできるものがある。また、眼科用メスを割って使用するものもある。

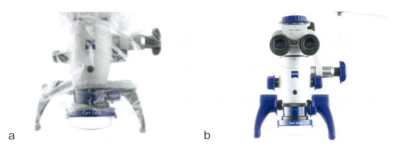

図❶ OPMI Pico（カールツァイスメディテック／ジーシー・白水貿易）用のドレープ。a：滅菌済みですぐ使用できる。b：滅菌キャップとレンズプロテクタ。滅菌キャップはオートクレーブが可能

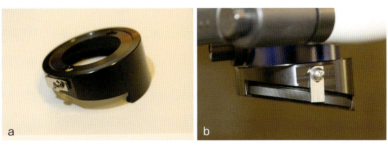

図❷ レンズプロテクタ（山城製作所）。ネジを利用し確実に固定することが可能であり、オートクレーブも可能である

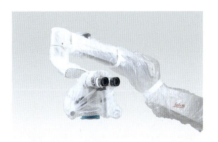

図❸ Leica社M320-D用ドレープ（モリタ）。滅菌加工したドレープ、鏡筒タイプもある

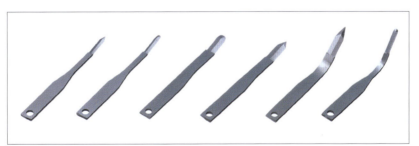

図❹ マイクロ剝離子（オームコ／ヨシダ）。左よりCK-1、CK-2、CK-3、CK-4、CK-5、CK-2-60度。先端の刃部の形態、幅、角度が異なる

それぞれ、刃部の幅、長さ、厚さ、先端の形態、柄と刃部の角度などが異なり、多くのバリエーションがある。術野の位置や歯槽骨の起伏を考慮し、操作しやすいものを選ぶ必要がある。マイクロブレードの選択は、縫合時の粘膜の復位に深く関与し、術後の瘢痕形成に影響を与えるため、非

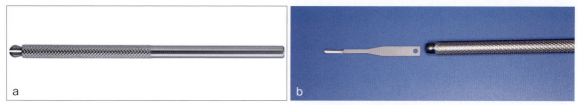

図❺ ミラー／スカルペルハンドル（オームコ／ヨシダ）。a：図❹のマイクロ剝離子（オームコ）を取り付けることができる。b：柄の先端の切り込みに替刃の刃部でないほうを差し込み、ネジを締めることにより、マイクロブレードを確実に保持できる

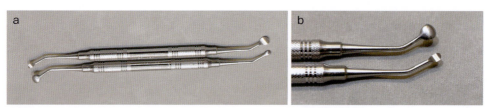

図❻ a：マイクロキュレットおよびラドルキュレット左・右（サイブロンエンド）。b：先端部分拡大

常に重要である。

一体となっているものとして、マイクロフェザー（フェザー安全剃刀）、シャーポイントナイフ（イナミ）、エステティックナイフ（カイ インダストリーズ）などがあり、取り替えできるものとしては、マイクロ剝離子（オームコ：図4）などがある。歯肉溝切開や歯肉辺縁切開などは刃部の幅が狭いもののほうが精緻に切開しやすい場合が多いが、縦切開部などは刃部の幅が広いほうが切開しやすいときもある。

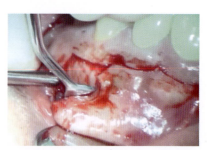

図❼ 大きな粘膜骨膜弁は、大きいほうの剝離子の背で起こす。小さな剝離子は、繊細な部分で用いる

マイクロブレード専用ハンドル（図5）

取り替え可能なマイクロブレードを保持するための柄。メーカーによって使用できる替刃の幅が異なるため、購入に際しては注意が必要である。

剝離子（図6〜8）

粘膜骨膜弁を形成する際に使用する。粘膜を挫滅させることなく剝離することにより、術後の瘢痕形成を少なくできる。とくに剝離を開始する部位は重要であり、起始部で骨膜を骨面より確実に剝離することは術野の出血を減少させ、処置を容易にする。

マイクロキュレットおよびラドルキュレット左・右（サイブロンエンド：図6）は、大小2種の剝離子が柄の両端に付いている。キュレットという名前がついているが、剝離子として有用である。剝離子先端と柄に角度がついており、剝離起始部へのアクセスがしやすい。

その他、剝離子として歯周外科用の器具も使用できる。術部によって剝離しやすい器具を選択することが重要である。

リトラクター（図9、10）

粘膜骨膜弁を保持し、術野を確保するために用いる。先端を骨面にしっかりと当てて保持することにより、以降の処置（搔爬、根尖切除、逆根管形成、逆根管充塡）を容易にできる。マイクロス

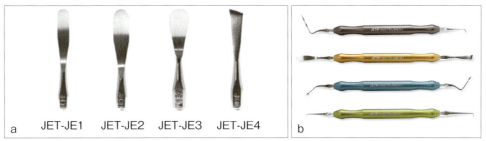

図❽ JETipインスツルメント（B&Lバイオテック社／ペントロン ジャパン）は、先端と柄を取り替えることができる。先端部の形状、柄の部分の材質（アルミニウム製、チタン製）、柄の色（4色）を選べ、術者がさまざまに選択でき操作性が向上している

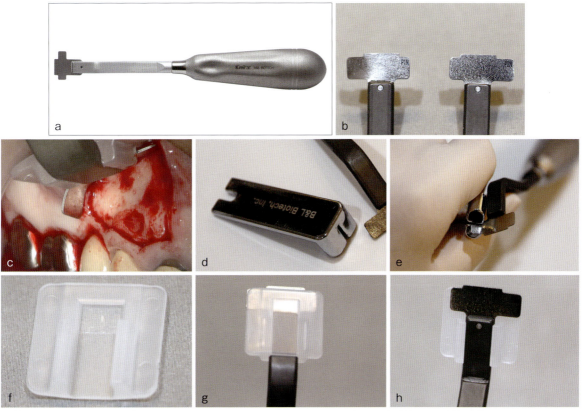

図❾ a：キムトラック（B&Lバイオテック社／ペントロン ジャパン）。b：先端部分の形態は選ぶことができる。c〜e：専用の器具で屈曲させ、症例によって形態を変えることができる。f〜h：ウイングを装着することにより、広範囲の軟組織を保護できる（東京都・吉岡デンタルオフィス吉岡隆知先生のご厚意による）

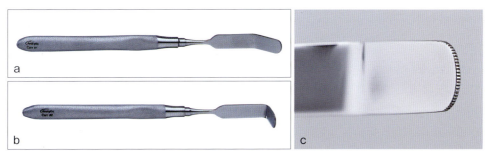

図❿ a：マイクロエンドカー #1 45度リトラクター（オームコ／ヨシダ）。b：マイクロエンドカー #2 90度リトラクター（オームコ／ヨシダ）。c：先端はノコギリ歯状。骨面に対して滑りづらい

図⓫ サージチップマイクロ（ロエコ／茂久田商会）。滅菌済みのため、すぐ使用できる

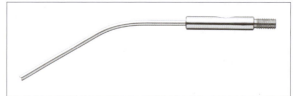
図⓬ 吸引管 S-30°スリム（YDM／モリタ）。内径φ1.5mm、オートクレーブが可能であり、先端はV字カットになっており粘膜を吸いにくい

コープからの強い光の反射を抑えるために、表面処理をされているものもある。

キムトラック（B&Lバイオテック：図9）は、さまざまな先端形態を有している。骨面に当たる部分にはノコギリ歯状の形態が付与されており、骨面への固定が良好である。さらに、フラップを押さえる先端ブレードには形状記憶合金を採用し、症例によって先端部の角度、形態を変化させることができ、非常に有用である。付与した形態は、オートクレーブによりもとの形状に戻る。また、樹脂製のウイングを取り付けることで、広範囲の軟組織を保護できる。

マイクロエンドカー #1 45度リトラクター（サイブロンエンド：図10）は、柄と先端部が45°の角度になっている。先端がノコギリ歯状になっており、骨面に対して滑りにくい。先端の角度が90°のものもある。

その他、リトラクターとしてインプラント用、歯周外科用の器具も使用できる。粘膜骨膜弁を保持し、視野に軟組織が入ってくるのを防ぐことは、集中して正確な処置を行ううえで重要である。

サクション（図11、12）

術中の血液や切削時の冷却液を吸引することは、術野の視認性を高め、正確な処置に影響する。サクションの先端径はある程度の大きさを有している必要があるが、大きすぎると骨窩洞内の血液など狭い部分の吸引が困難となる。サクションはオートクレーブが可能な金属製の製品やディスポーザブルの製品がある。

先端径を3段階に調整することができ、一番細い径から直径1.2mm、2.5mm、4.8mmとなっている。

エキスカベーター（鋭匙）
（図13〜15）

肉芽組織を除去したり、固着した瘻孔部の軟組織を除去するのに用いる。骨窩洞から軟組織を除去する際には、複雑な骨窩洞内面を掻爬する必要があり、小さい径が求められるが、あまり小さいと除去効率が落ちる。

エキスプローラー（図16）

根の切断後に見える、イスムスや未処置の根管、根表面の側枝の探索・触診に用いる。

根尖切除用ハンドピース

ラウンドバー、ダイヤモンドバーなどを取り付け、根尖部を切削、切除、骨窩洞を形成する際に用いる。通常、マイクロモーターのストレートハンドピースを用いる。45°の角度がついたタービンハンドピース、コントラアングルハンドピースも販売されている。また、外科用の超音波を用いてもよい（p. 98、10. 骨窩洞形成と根尖切除を参照）。

骨切削・根尖切除用バー

骨の切削や根尖の切削に用いるバー。ラウンドバー、フィッシャーバー、カーボランダムポイント、ゼックリアバーなどを用いる。大きさを数種類用意しておくと便利である（p. 98、10. 骨窩

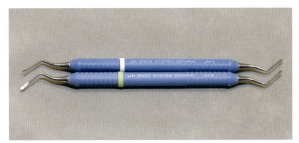
図⓭ JH-1、JH-2（背戸製作所）は先端部が小さく、マイクロスコープ下で形成された小さな骨窩洞内の肉芽を除去しやすい

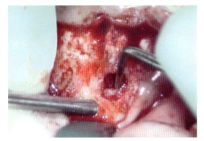
図⓮ JH-1使用例。小さな骨窩洞内の肉芽も除去できる

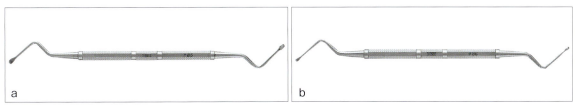
図⓯ a：鋭匙 #85。b：#86（YDM／モリタ）。#85の先端部は幅3.0㎜、長さ6.0㎜。#86の先端部は幅2.0㎜、長さ6.0㎜

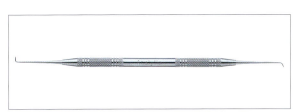
図⓰ カーエキスプローラー（サイブロンエンド／ヨシダ）。一方は狭い骨窩洞内でも根管を触知しやすいように、90°で曲がっており、もう一方は根表面の側枝を探索しやすいように45°程度に曲がっている

洞形成と根尖切除を参照）。

マイクロミラー

マイクロスコープを用いた逆根管治療は、処置を低侵襲に行うことができる。そのため、骨窩洞を不必要に広げなくてよい。小さな骨窩洞において根尖部を視認するためには、マイクロミラーが大きな役割を果たす。マイクロミラーは各社から製品化されており、材質、ミラー部の形態、柄の形状によって数種ある。骨窩洞の大きさと形態、対象歯の歯根の大きさと形態によって症例ごとに選択する必要がある。

マイクロミラー（YDM）は表面反射式で、反射率は85％である。柄が真っ直ぐのものは前歯部用として主に用い、曲がったものは臼歯部用として主に用いる。ミラー部分の形態は同じでも、大きさによって2種ある（p. 110、11. 逆根管窩洞形成と逆根管充塡参照）。

メチレンブルー

マイクロアプリケーターや綿球に浸漬し、歯根破折線の有無、根尖孔、側枝の開口部、フィン、イスムスの確認を行う（p. 110、11. 逆根管窩洞形成と逆根管充塡参照）。

洗浄用シリンジ、洗浄針

骨窩洞内の血液や、メチレンブルーによる染色後などには、生理食塩水による洗浄が必要となる。

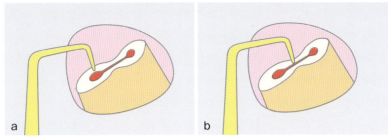

図⓱　根管充塡されている根管に対しては逆根管治療しやすい（a）が、イスムス部は超音波チップが入っていかないことがある（b）。その場合、細い超音波チップが有効である

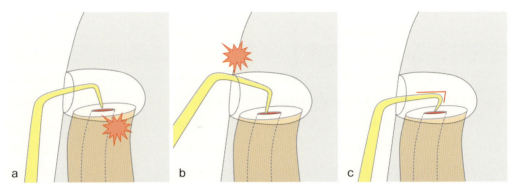

図⓲　マイクロスコープ下では、歯根の方向がわかりにくい。そのため、逆根管窩洞形成を行う際には、根管の方向に注意する必要がある（a）。術前にCBCT画像により骨窩洞と歯根の方向を確認しておくことが重要である。また、前歯部において、骨窩洞を小さくすると根管の方向に超音波チップを挿入することが困難な場合がある（b）。その際には、より屈曲の大きい超音波チップを用いたほうがよい（c）

また、骨の切削や歯の切削時には熱が発生するため、骨や歯に損傷を与えないための冷却水（生理食塩水）が必要となる。シリンジの容量は、取り扱いやすさ、洗浄液の交換頻度を考慮すると、20mL程度のものがよいと思われる。洗浄針は先端がフラットで刺さらない形状のノンベベル針（ブラント針）がよい。22G程度の太さが、洗浄液を過不足なく供給できる。

逆根管形成用超音波チップ
（図17〜24）

根尖を切除した後に根尖方向から感染源を除去することが、マイクロスコープを用いた逆根管治療において最も重要である。その際に使用されるものが、逆根管形成用超音波チップである。

逆根管形成用超音波チップは、使用している超音波装置に対応する製品を購入する必要がある。部位によって少なくとも3種類（前歯部用、臼歯部用［右、左］）がある。そこからさらに細かく種類があり、先端径、先端の材質（ダイヤモンド粒子の有無）、先端の角度、長さなどにより数種に分けられる。

根管充塡がされている根管と、狭窄した未処置の根管やイスムスやフィンは根管径が異なっている。そのため、同じように逆根管治療することができず、細い根管に対しては細い超音波チップのほうが処置しやすい。また、超音波チップの種類によっては、先端にテーパーがついているものもある。その場合には、深く形成できないが、同一の超音波チップで太い根管からイスムスまで処置できる。

第一シャンクの長さは、一般的には3mmとなっているが、より長い第一シャンク部を有する超音波チップもある。しかし、その際は骨窩洞も大き

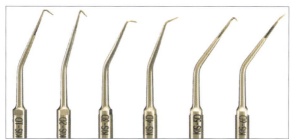

図⓳ KiSチップ（オブチュラスパルタン／茂久田商会）（サテレック用、EMS用）。前歯部用、臼歯部用があり、さらに第一シャンクの角度が90°だけではなく、屈曲の強いものや弱いものがあり、多くの症例に対応できる。さらに第一シャンクの長さが3mm以上のものもある

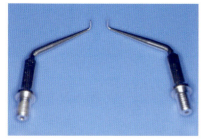

図⓴ ソルフィーおよびソルフィーF（モリタ）用の超音波チップ、レトロチップ。通常の逆根管窩洞形成に使用する。形状は他社のものと同等。R3R（左）、R3L（右）

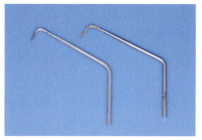

図㉑ レトロファイル。モリタのオリジナル形状の超音波チップ。エンドチップM EH3に接続して使用。根管形成用のファイル程度の太さしかない細いチップ。細いために破折防止の弱いパワーでも十分に逆根管形成に使用できる。細い根管、あるいはイスムスなどの細かい部分の形成に使用する。RF1D（左）、RF2D（右）

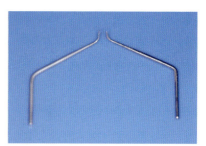

図㉒ RF3RD（左）、RF3LD（右）

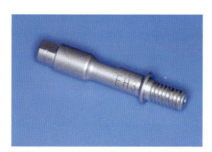

図㉓ エンドチップ EH3（モリタ）。超音波エンドファイルダブルエンドチップM EH3に接続して使用側枝の形成に使用する

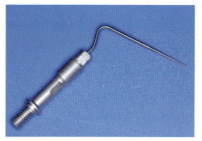

図㉔ エンドチップM EH3に超音波用エンドファイルダブル-5（モリタ）を接続した状態

くする必要がある。

　ダイヤモンド付き超音波チップは、ダイヤモンドなしと比較し、切削力が高い。メタルを切削することもできるが、歯質に対しては削りすぎに注意する必要がある。また、ステンレススチールチップにダイヤモンドコーティングするので、製品によってはやや太くなることがある（p. 110、11. 逆根管窩洞形成と逆根管充填参照）。

骨窩洞内の止血、逆根管窩洞内の乾燥

　逆根管充填において、骨窩洞内を確実に止血す

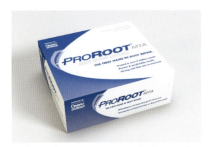
図㉕　プロルートMTA（デンツプライ三金）

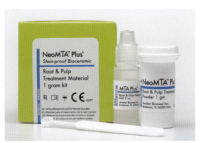
図㉖　MTAプラス（アバロン／茂久田商会）。ジェルタイプのMTAでホワイトとグレーがある。ジェルと粉の練和比率を変化させることによって調度を変えることができる

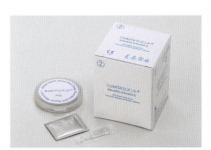
図㉗　BioMTAセメント（BioMTA／モリタ）。X線造影剤としてカルシウムジルコニア複合物を使用し、重金属を含まない。2分30秒で初期硬化する

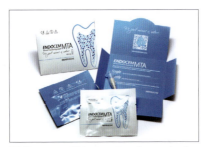
図㉘　エンドセムMTA（マルチ／ペントロンジャパン）。約3分で初期硬化が完了する。変色しにくい

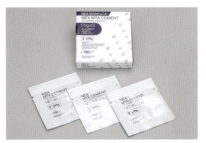
図㉙　NEX MTAセメント（シオダ／ジーシー）。使用しやすいように1包0.3gとなっている。高い硬化体強度を維持する

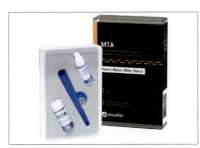
図㉚　MTAアンジェラスホワイト（アンジェラス／ヨシダ）。0.14gの少量パッケージがあり、使いやすい

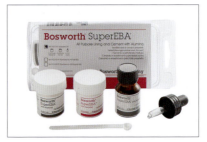
図㉛　アルミナスーパーEBAセメント（ボスワース／茂久田商会）。酸化亜鉛ユージノールセメントのアルミナ強化型セメント

ることは重要である。ボスミン外用液0.1%（第一三共）を浸した綿球を骨窩洞内に詰めることにより、骨面からの出血をコントロールできる。確実に止血したのち、逆根管窩洞内を乾燥させ、逆根管充塡材料を詰める準備をする。その際には3wayシリンジの先に22G程度の洗浄針（ノンベベル針22G［テルモ］）を取り付け、先端を3mm程度曲げ、根尖方向よりエアブローにて乾燥させる（p.110、11. 逆根管窩洞形成と逆根管充塡参照）。

逆根管充塡用セメント（図25〜31）

逆根管形成したスペースに充塡するセメント。操作性や生体親和性などを考慮し、選択する。逆根管充塡用に認められているのは、アルミナスーパーEBAセメント（ボスワース：**図31**）だけ

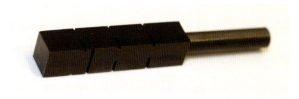

図㉜ MTAブロック（オブチュラスパルタン／茂久田商会）

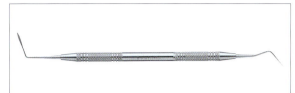

図㉝ マイクロリペアー（サイブロンエンド／ヨシダ）。細く薄いため、小さな窩洞でも使用できる

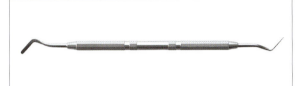

図㉞ 練成充填器 #4（YDM／モリタ）。幅があり、MTAやスーパーEBAセメントを確実に保持できる

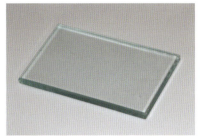

図㉟ ガラス練板（プレミアムプラス／ササキ）。低温で乾燥工程を含まないようにすればオートクレーブで滅菌処理できる

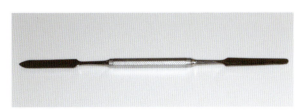

図㊱ セメントスパチュラ #1（YDM／モリタ）。粉を取り出す側と、練和する側を分けると、後から粉を足す際に便利である

である。他のMTAセメントは、直接覆髄材として薬事承認されているが、逆根管充填材料としての適応はない。用いる場合は、歯科医師の判断に委ねられる。

MTAセメントは、優れた生体親和性を示し、多くの臨床研究、論文において臨床成績がよいと報告されている。操作性がやや悪く、逆根管充填の際にはMTAブロックなどを用いる場合もある。

MTAブロック、MTAキャリアー、ガラス練板、金属スパチュラ（図32〜36）

MTAは操作性が悪い。その性質を補うために、MTAブロック（オブチュラスパルタン：**図32**）などを用いて成型することもできる。四角柱に入った切り込みにMTAをすり込み、平頭充填器やマイクロリペアー（サイブロンエンド：**図33**）などでMTAをすくい取る。MTAを適切な調度に調整できれば、MTAブロックはとくに必要ではない。また、スーパーEBAセメントは、練和が難しいが、調度は調整しやすく、成型しやすい。

スーパーEBAセメントやMTAは、滅菌できるガラス練板と金属スパチュラで練和するのがよい。それぞれの材料に練和のクセがあるので、逆根管充填材料として用いることができるように成型するには、ある程度の練習が必要である。

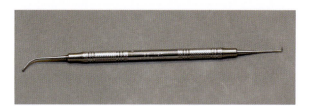

図❸ マイクロコンデンサー ブキャナンコンデンサー90度（サイブロンエンド／ヨシダ）。マイクロプラガーで充填した後に、球状の部分で根表面に残った余剰なMTAやスーパーEBAセメントを、撫でるように除去することができる

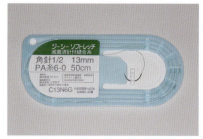

図❸ ソフトレッチ（ジーシー）。マイクロスコープ下では5-0、6-0、7-0程度のものが使用しやすく8-0まで網羅している。若干伸張することによって縫合がしやすい。モノフィラメントのため、プラークなどの付着が少ない。針の形態は角針3/8、角針1/2、丸針1/2の3種

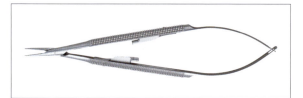

図❸ マイクロ持針器（マーチン／ヨシダ）。繊細で、確実に縫合針を保持することができる

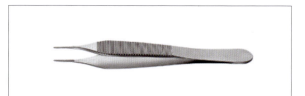

図❹ アドソン有鉤 直（YDM）。有鉤となっており、軽い力で粘膜骨膜弁を保持できる。無鉤のタイプもある

マイクロプラガー、バーニッシャー（図37）

MTAを逆根管窩洞内にもっていき、マイクロプラガーにて押し込んでいく。十分に押し込んだら、バーニッシャーや湿綿球にて余分な部分をぬぐい取る。

LMアペックスパッカー（LM410-420、LM410-420）は両端の径がそれぞれ0.4mmと0.6mm、0.8mmと1.0mmとなっており、2本揃えておけば、ほとんどの根管に対応できる（p.110、11.逆根管窩洞形成と逆根管充填参照）。

縫合糸（図38）

逆根管治療を行うために切開した部分は、一次治癒を目指す。そのためには、粘膜骨膜弁を正確に復位させ、縫合する必要がある。縫合糸は、細いほど粘膜への傷害性は減少するが、粘膜骨膜弁を保持する力が弱くなる。

持針器（図39）

5-0程度から7-0程度までの針を持つことができれば、どのような種類のものでも構わない。

外科用ピンセット（図40）

粘膜骨膜弁を復位させる際、粘膜に力を加えずに保持する必要がある。また、骨窩洞内の肉芽を摑む際にも使用する。

使用物品表（表1）

日本で購入可能な器具、材料を表1に示す。購入に際して参考にしていただきたい。

表❶　日本で購入可能な器具、材料

器具・材料名	商品名	製造元	販売元	図
マイクロ用ドレープ	OPMI Pico 用ドレープ	カールツァイスメディテック	ジーシー・白水貿易	❶a
	OPMI Pico 用滅菌キャップ	カールツァイスメディテック	ジーシー・白水貿易	❶b
	M320-D 用ドレープ	Leica	モリタ	❸
レンズプロテクター	レンズプロテクタ	カールツァイスメディテック	ジーシー・白水貿易	
	OPMI Pico 用レンズプロテクター	山城製作所	山城製作所	❷
	OPMI PROergo 用レンズプロテクター	山城製作所	山城製作所	
マイクロブレード	マイクロ剝離子 CK-1	オームコ	ヨシダ	❹
	マイクロ剝離子 CK-2	オームコ	ヨシダ	❹
	マイクロフェザー	フェザー安全剃刀	フェザー安全剃刀	
	シャーポイントナイフ	イナミ	東京歯材社	
	エステティックナイフ	カイ インダストリーズ	クロスフィールド	
マイクロ剝離子専用ハンドル	ミラー／スカルペルハンドル	オームコ	ヨシダ	❺
剝離子	ラドルキュレット左	サイブロンエンド	ヨシダ	❻
	ラドルキュレット右	サイブロンエンド	ヨシダ	❻
	JET-JE1、2、3、4	B&L バイオテック社	ペントロン ジャパン	❽
リトラクター	キムトラック KTR-P1	B&L バイオテック社	ペントロン ジャパン	❾
	キムトラック KTR-P2	B&L バイオテック社	ペントロン ジャパン	❾
	マイクロエンドカー #1 45度リトラクター	オームコ	ヨシダ	❿a
	マイクロエンドカー #2 90度リトラクター	オームコ	ヨシダ	❿b
サクション	サージチップマイクロ	ロエコ	茂久田商会	⓫
	吸引管　S-30° スリム	YDM	モリタ	⓬
エキスカベーター（鋭匙）	JH-1	背戸製作所	カボデンタルシステムズジャパン	⓭
	JH-2	背戸製作所	カボデンタルシステムズジャパン	⓭
	鋭匙 #85	YDM	モリタ	⓯
	鋭匙 #86	YDM	モリタ	⓯
エキスプローラー	カーエキスプローラー	オームコ	ヨシダ	⓰
根尖切除用ハンドピース	サージトルク LUX S459L	カボデンタルシステムズジャパン	カボデンタルシステムズジャパン	
	Ti-MAX Z45L	NSK	NSK	
外科用超音波装置	ピエゾサージェリータッチ	mectron medical technology	インプラテックス	

7　Microsurgical Instruments

器具・材料名	商品名	製造元	販売元	図
骨切削・根尖切除用バー	スマートカーバイドバー HP ラウンド #2	山八歯材工業	山八歯材工業	
	スマートカーバイドバー HP フィッシャー #700	山八歯材工業	山八歯材工業	
	カーボランダムポイント HP レギュラー #44	マニー	モリタ	
	ブルーホワイトカーバイドバー ゼックリア	ビーバーズデンタル	カボデンタルシステムズジャパン	
マイクロミラー	マイクロミラー #1（φ4.0）	YDM	モリタ	
	マイクロミラー #2（φ5.0）	YDM	モリタ	
	マイクロミラー #3（2.0×6.0mm）	YDM	モリタ	
	マイクロミラー #4（3.0×6.0mm）	YDM	モリタ	
	マイクロミラー #5（φ4.0）45°曲	YDM	モリタ	
	マイクロミラー #6（φ4.0）45°曲	YDM	モリタ	
	メガマイクロ3×6ホルダー付	ヨシダ	ヨシダ	
	メガマイクロφ5ホルダー付	ヨシダ	ヨシダ	
	メガマイクロφ3ホルダー付	ヨシダ	ヨシダ	
マイクロハンドル	マイクロハンドル（Lもある）	YDM	モリタ	
メチレンブルー	ヴィスタブルー	エイコー	モリムラ	
	シーイット	ロンヴィッヒ	茂久田商会	
生理食塩水用洗浄用シリンジ	ニプロシリンジ 20mL ロック（針なし）	ニプロ	ニプロ	
洗浄針	ノンベベル針22G	テルモ	テルモ	
	ブラント針23G	ニプロ	ニプロ	
逆根管形成用超音波チップ	エナックチップ（ST37-90、ST37L-90、ST37R-90）	オサダ	オサダ	
	スプラソン P-MAX2用レトロチップ（AS3D、AS6D、AS9D、ASLD、ASRD、S12-70D）	サテレック	白水貿易	
	KiS 超音波チップ（サテレック用、EMS用）	オブチュラスパルタン	茂久田商会	⑲
	ソルフィー、ソルフィーF用レトロチップ（R1、R2、R3R、R3L）	モリタ	モリタ	⑳
	レトロファイル（エンドチップ M EH3に接続して使用）	モリタ	モリタ	㉑
	（RF1D、RF2D、RF3RD、RF3LD、エンドファイルダブル -5）	モリタ	モリタ	㉒

器具・材料名	商品名	製造元	販売元	図
骨窩洞内の止血	ボスミン外用液0.1%	第一三共	第一三共	
逆根管窩洞内の乾燥	洗浄針を参照			
逆根管充塡材料	プロルート MTA	デンツプライタルサ	デンツプライ三金	㉕
	MTA プラス	アバロン	茂久田商会	㉖
	BioMTA セメント	BioMTA	モリタ	㉗
	エンドセム MTA	マルチ	ペントロンジャパン	㉘
	NEX MTA セメント	シオダ	ジーシー	㉙
	MTA アンジェラスホワイト	アンジェラス	ヨシダ	㉚
	アルミナスーパー EBA セメント	ボスワース	茂久田商会	㉛
MTA ブロック	MTA ブロック	オブチュラスパルタン	茂久田商会	㉜
MTA キャリアー	マイクロリペアー	サイブロンエンド	ヨシダ	㉝
	練成充塡器 #4	YDM	モリタ	㉞
ガラス練板	ガラス練板	プレミアムプラスジャパン	ササキ	㉟
セメントスパチュラ	セメントスパチュラ #1	YDM	モリタ	㊱
マイクロプラガー	LM アペックスパッカー（LM410-420、LM430-440）	LM インスツルメンツ	白水貿易	
バーニッシャー	マイクロコンデンサー ブキャナンコンデンサー 90度	サイブロンエンド	ヨシダ	㊲
縫合糸	ソフトレッチ（5-0、6-0、7-0）	ジーシー	ジーシー	㊳
持針器	マイクロ持針器	マーチン	ヨシダ	㊴
外科用ピンセット	アドソン有鉤　直	YDM	モリタ	㊵

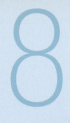

麻酔と止血

古畑和人 Kazuto FURUHATA （埼玉県・古畑歯科医院）

逆根管治療での麻酔と止血

　逆根管治療に限らず、根管治療ではしばしば局所浸潤麻酔下での治療が行われる。局所麻酔は、術中に患者の痛みで手技を惑わされることがないように使用されることも多い。一方、その目的は疼痛管理にのみ向けられがちだが、局所麻酔から得られる利益はそれだけではない。とくに逆根管治療においては、治療の難易度を下げるばかりか、術後の患者の不快症状を軽減させることにも繋がる。局所麻酔の目的を意識し、目的を達成するために解剖や生理を知ることは、われわれ歯科医療従事者、患者ともにメリットがある。歯周組織からの出血をコントロールすることも、術野の視野の確保や、術後の内出血を抑えるために有効であり、止血のメカニズムの理解とそれを行うための手技を合理的に実施することは、治療をより容易にする。

　局所麻酔と止血は、いずれもそれによって患者を治癒させることができる手技ではない。一方で、これらが疎かであれば治療はより困難になる。適切な逆根管治療実施の環境づくりの重要な一翼であることを理解し、ここではそれらについての話題を取り上げてみたい。

局所麻酔の目的

　逆根管治療を行うにあたり、われわれは何のために局所麻酔を行うのかを整理してみよう。

　まず、治療自体の強い外科的侵襲という観点では、もちろん疼痛管理が主な目的となる。さらに

エピネフリン含有局所麻酔薬の使用は、血管収縮作用から出血のコントロールを可能にし、術野を確保することができる。そして、術中のみならず、術後疼痛の軽減は、患者の不快症状を抑えることができる。これら3つを達成することが、逆根管治療における局所麻酔の目的である。

局所麻酔薬

　局所麻酔薬は、ナトリウムチャネルと結合してナトリウムイオンの細胞への流入を阻害する。これにより、活動電位が抑制されて神経伝達がブロックされ、中枢への痛みシグナルの到達を妨げる。これが不十分な場合、患者が侵襲へ反応するため、気を遣うばかりで手技を思うように行うことができず、結果として治療の質が確保できないおそれがあるため、確実な疼痛管理が求められる。

　局所麻酔薬の構造は大きく3つのパートに分けて考えることができる。芳香族基とアミノ基、その間に存在する中間鎖である。中間鎖にアミド結合を含むものとエステル結合を含むものがあり、アミド結合を含むものはアミド型局所麻酔薬、エステル結合を含むものはエステル型局所麻酔薬と呼ばれて分類される（**図1**）。

　アミド型局所麻酔薬は、エステル型局所麻酔薬と比較して、アレルギーが起こりにくいという点で安全性の高い局所麻酔薬とされてる。ただし、アレルギーの報告は存在するため、製剤自体にアレルギーが起こらないわけではないことに注意が必要である。極性が低く脂溶性である芳香族基と、極性が高く水溶性であるアミノ基は、それぞれの

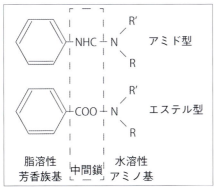

図❶　麻酔薬の構造

部位が細胞への浸透性などに影響する。とくに、局所麻酔薬はその薬理効果を発現するために神経細胞内に細胞膜を透過して侵入し、細胞内部ではナトリウムチャネルに結合することが必要である。細胞膜の透過時には塩基型（非解離型）が必要であり、ナトリウムチャネルとの結合の際には陽イオン型（解離型）であることが求められるとされている。

また、最近の研究では、ナトリウムチャネルにも複数のタイプがあることがわかっており、そのなかでもナトリウムチャネルのテトロドトキシンへの感受性の有無が麻酔の奏効に重要な影響を及ぼすことがわかっている。炎症組織でPGE2などが放出されてテトロドトキシン抵抗性チャネルと結合すると、局所麻酔薬との結合を妨げ、ナトリウムイオンの透過性が増して活動電位が生じやすくなる。テトロドトキシン抵抗性チャネル自体は、テトロドトキシン感受性チャネルと比較して、リドカインが4倍効きにくいとされている。また、炎症によってテトロドトキシン抵抗性チャネルが増加することが、麻酔の奏効を妨げるといわれている[1]。炎症組織への局所麻酔薬の結合をスムーズにするために、術前に患者にあらかじめ非ステロイド性消炎鎮痛剤（NSAIDs）を服用させておくことは、対象部位のPGE2などの放出を抑制し、局所麻酔の奏効を向上するという報告もある[2]。

ナトリウムチャネルに局所麻酔薬が結合した後は、その局所麻酔薬とナトリウムイオンチャネルの結合の強さが麻酔効果の持続時間に関連する。体内で局所麻酔薬が分解されるときにアタックするのは中間鎖に対してであり、麻酔薬の構造により分解される場が異なる。歯科での浸潤麻酔によく使用されるリドカイン塩酸塩はアミド型に分類され、アミド型の局所麻酔薬は肝臓で分解される。肝機能の低下している患者においては半減期が長くなるため、注意が必要である。

リドカイン

リドカイン塩酸塩は、1948年に海外で販売されて以来、歯科では多く用いられている局所麻酔薬である。現在、国内の歯科用局所麻酔では最も多く使用されている。奏効までの時間が短く、一般的な侵襲性の処置を行うために必要な持続時間をもっているためである。また、前述のようにリドカイン塩酸塩はアミド型に分類され、エステル型の局所麻酔薬よりもアレルギーが生じにくいという利点もある。しかし、リドカイン塩酸塩に対してのアレルギーの報告もあるため、注意は必要である。吸収量を抑え、麻酔の持続時間を延長するために、エピネフリンを添加したものを用いることが多い。非外科的な歯科治療では0.3〜1.8mLの使用量で麻酔を行うことが多いが、外科的治療においては通常3〜5mL程度（1.8mLカートリッジで2〜3本）を用いる。

局所麻酔におけるエピネフリン

局所麻酔の際、より長い時間麻酔薬を留めておくために、あるいは止血効果の向上のために血管収縮薬が局所麻酔薬に添加されているものを用いることが多い。

最も多く使用される血管収縮薬は、エピネフリンである。エピネフリンは、組織中のα型、β型レセプターに結合して薬理作用を発現する。α型は血管収縮作用があり、β型は血管拡張作用がある。口腔粘膜や粘膜下組織、歯周組織にはα型レセプターが多く、逆根管治療においてはエピネフリンを含む局所麻酔薬を用いることで、周囲組織

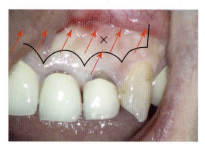
図❷　浸潤麻酔の範囲

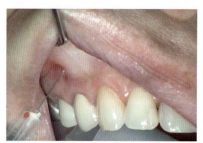
図❸　頬側からの局所麻酔

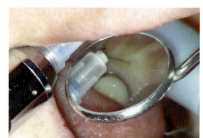
図❹　口蓋側からの局所麻酔

の血管収縮による術野の止血効果が期待される。一方、骨格筋にはβ型が多く存在し、こちらにエピネフリンが奏効すると逆に止血が難しくなる。そのため、逆根管治療においては、術野となる根尖病変周辺の歯周支持組織、粘膜組織に限局して局所麻酔薬を使用することが望ましい。リドカインに添加するエピネフリンの濃度は、通常の歯科治療では1/20万程度でもよいとされているが、出血を伴う外科的な治療では1/8万〜1/5万程度の濃度が好ましいというのが一般的な捉え方のようである。

また、エピネフリン以外で使用されることがある血管収縮薬のフェリプレシンであるが、こちらはエピネフリンと異なり細静脈を収縮させるため、手術時には止血効果があまり期待できない。エピネフリンやフェリプレシンを含まない麻酔薬は、止血効果が期待できないばかりか、麻酔効果の切れが早いため、逆根管治療のような比較的長時間の小手術には向かない。

逆根管治療での局所麻酔の実際

術前の局所麻酔には、疼痛と出血のコントロールのため、エピネフリン添加の局所麻酔薬を使用する。頬側、口蓋側（または舌側）から十分に局所浸潤麻酔を行う。エピネフリン添加の2％塩酸キシロカイン製剤1.8mL カートリッジ（歯科用キシロカインカートリッジ：デンツプライ三金）、オーラ注歯科用カートリッジ（昭和薬品化工）、キシレステシンA注射液（エスペ社）などを唇頬側から1.5本以上、口蓋・舌側から0.5本以上、合計2〜3本程度使用する。口蓋側からの浸潤麻酔は、疼痛制御のためというよりも、術中の出血のコントロールの意味合いが強い。実際、下顎大臼歯への抜髄の際の浸潤麻酔の奏効を調べた研究では、舌側からの浸潤麻酔よりも頬側からのほうが麻酔の効きはよかった[3]。根尖部の病変内に直接局所麻酔薬が入ることがないよう、周囲から注意深く注入する。病変内に麻酔薬が入っている場合は、瘻孔から局所麻酔薬が流れ出るのがわかるはずである。

注射針の刺入時の痛みを少なくするため、表面麻酔を塗布したうえ、歯肉頬移行部に、術野の近遠心少なくとも1歯分を広げた範囲で浸潤麻酔を行う。たとえば、図2のような|2への逆根管治療では、矢印の範囲に浸潤麻酔を施していく。病変部位には直接浸潤麻酔を行わないが、その周囲には十分な量を浸潤させる。この際の刺入点としては、疎な結合組織の領域に少しずつ注入していくべきであり、貧血する領域が刺入している周囲に広がっていることを確認しながら、1.8mLのカードリッジ1本を1〜2分程度の時間をかけて傍骨膜から骨膜下へと刺入位置を進めていく（図3、4）。神経の走行の中枢に近い遠心から徐々に近心へと移ると、麻酔針の刺入の際の痛みが少ない。また、カートリッジはあらかじめカートリッジウォーマーで37℃程度に温めておくと、局所麻酔時の痛みが小さいようである（図5）。

筆者は、口蓋側への麻酔の前に、歯間乳頭部の頬側から浸潤麻酔を行い、針を口蓋側に徐々に進め、口蓋側に貧血している領域が広がっているこ

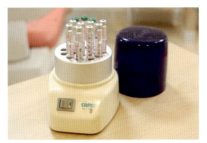

図❺　カートリッジウォーマー

とを確認してから口蓋側粘膜への浸潤麻酔を行っている。なぜなら口蓋側、舌側は付着歯肉となっており、麻酔薬注入時、頰側よりも痛みが伴いやすいためである。

　舌側への浸潤麻酔は、舌神経や舌動脈が存在するため、十分に注意して行う必要がある。とくに下顎大臼歯部の処置の際の舌側の浸潤麻酔は、舌神経損傷のリスクがあるため慎重に行うべきである。局所麻酔薬を十分に注入した後、5〜10分ほど待ってから施術に移行する。

　術前の局所麻酔が不十分であると、術中に痛みが出てしまうことがある。その際、粘膜の剝離した部位と剝離していない部位の境界、または剝離していない口蓋側に麻酔を追加するわけだが、やはり術中の浸潤麻酔は奏効しにくいため、術前の麻酔を十分に施しておくことが肝要である。

術前・術中の止血

1．なぜ止血が必要か

　逆根管治療において、術野の出血の制御は、マイクロスコープ下での治療を容易にする。逆に、止血が不十分な場合は、出血により視野が妨げられ、たいへんストレスとなる。血液をそのつど取り除きながらの処置はたいへん効率が悪く、処置の時間が長くなることは術後の疼痛に繋がりやすい。また、テクニックセンシティブな逆根管充塡材の使用を難しいものにしてしまう。そのため、止血の機序を理解したうえでどのような手段で確実に止血された環境を得るかを考えなければならない。

2．生体の機構による自然な止血

　生体の機構による自然な止血を期待する場合、止血が容易に行えるかは、患者自身の血液凝固までのプロセスの活性、つまりプロトロンビン時間（PT-INR）によって変化する。これについては後述する。また、炎症性の肉芽組織は出血しやすいため、術中、十分に炎症性の軟組織を除去することが重要である。炎症性の肉芽の除去については、徹底的に行う必要がある。とくに根尖切除の前の段階では、根尖で隠れている部位の肉芽の除去が非常に難しい。

　骨窩洞の開窓部位が狭く、内部で広い骨欠損が存在する場合、アンダーカットになる部位の肉芽の除去が難しい。歯肉弁を開き、骨欠損部位が現れた段階で見える肉芽を少しずつ取り除くのではなく、骨欠損の骨面にエキスカベーターや鋭匙、キュレットなどを添わせるようにして骨面から肉芽を剝がすように取り除くと肉芽を一塊で除去しやすい。骨窩洞内の骨面と歯根面の境界部は、歯根膜に軟組織が連続することと、物理的にスペースが狭小なため、器具が到達しにくく、軟組織の除去が難しい部位である。探針などの細いインスツルメントを使用して軟組織を除去していく。

　軟組織の除去に際して、通常のエキスカベーターや鋭匙は、残念ながらマイクロサージェリーには大きすぎることが多い。マイクロサージェリーに使用しやすい形態のキュレットが各社から販売されている（JETipインスツルメント：ペントロンジャパン、アポラス1：ヒューフレディーなど）。ブレードがコンパクトな設計で使いやすいインス

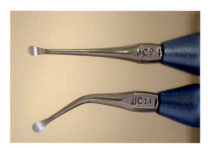 図❻ JETipインスツルメント JC9とJC14
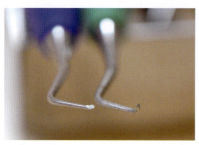 図❼ ラウンドエキスカベーター（ジーシー）
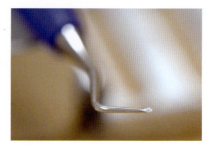 図❽ ラウンドエキスカベーターの先端

ツルメントであり、いずれかは揃えておきたい。

図6は、JETipインスツルメントのJC9、JC14である。シャンクのアングルや先端形状バリエーションが他にもあり、使用しやすいものが選べる。

また、ラウンドエキスカベーター（ジーシー）は本来軟化象牙質を除去するために用いるインスツルメントであるが、ハンドリングしやすく、狭い部位の肉芽を除去しやすい（図7、8）。ブレードの径は、小さいもので0.7mmで、先端にカーブがついているものは骨窩洞の唇側・頬側、歯根の舌側・口蓋側の肉芽を剥離、除去しやすく、便利である。

他にも、ブレードの短くなったキュレットなども、細かい肉芽を取り除くのに有用なことがある。歯根が物理的な障害となって肉芽を除去しにくい場合は、先に根尖を切除してから残りの肉芽を除去してもよい。炎症性の肉芽が無事に除去できると、通常は長くとも数分程度術野に触れずに待つことで骨窩洞内は自然に止血される。この際、骨窩洞内には血液が一時的に貯留するが、あえてそのまま待ち、その後水洗して止血の有無を確認する。この状態で止血がなされなければ、止血のための手段をさらに打つことになる。

図9〜15に示している症例は、 $\underline{2}$ に他院での根尖切除が行われていた。瘻孔が術直後から残存しており、経過不良として抜歯適応と説明を受けていたようだが、根尖切除に改善の余地が残されていることから、当院にて再逆根管治療を行うことになった。根尖は斜めに切断され、根尖部透過

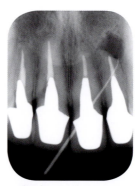 図❾ $\underline{2}$ のデンタルX線写真

像は切断された根尖部に遠心に偏った形で存在していた（図9）。

歯肉弁を形成して、骨の開窓部から肉芽を除去した。止血はある程度なされてはいたが、近心方向へ骨欠損が広がっており、切除されていない歯根が肉芽の除去を妨げる形になっていたため、骨窩洞を近心に広げた。切除が不十分であった根尖の切除を行い、肉芽を除去した。この段階で止血はほぼ問題なく行うことができた（図10〜15）。

3. 血管収縮薬を用いた止血

血管収縮薬を用いた出血の制御には、エピネフリンを用いることが多い。エピネフリンを用いたアプローチにはおもに2つの方法が考えられる。すなわち、エピネフリン含有の局所麻酔薬で効果を期待する方法と、エピネフリンを直接窩洞内に留置する方法である。局所麻酔薬を用いる方法では、まず術前に十分に術野周囲に奏効させることがポイントである。

頬側から浸潤麻酔を行ったうえ、口蓋側や舌側からも浸潤麻酔を行うことが効果的である。とく

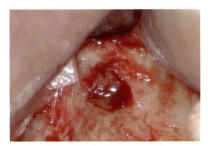
図⓾ 歯肉を開き瘻孔部を露出。止血されていない

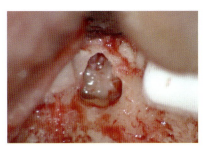
図⓫ 肉芽をおおむね除去

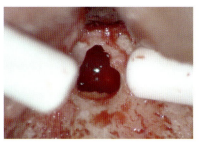
図⓬ 骨窩洞に出血があるが、そのまま待機

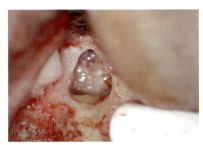
図⓭ 30秒後、生体の止血機構でほぼ止血している

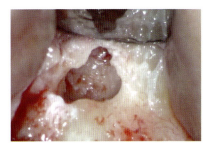
図⓮ 骨窩洞を広げて肉芽を除去。止血されている

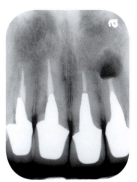
図⓯ 術後デンタルＸ線写真

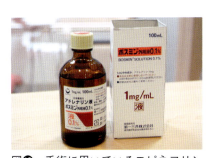
図⓰ 手術に用いているエピネフリン液

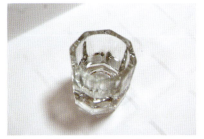
図⓱ 滅菌したダッペングラスにエピネフリンを準備

に、口蓋側の浸潤麻酔は行われていないことがあるので、忘れずに実施すべきである。逆根管治療は侵襲の強い処置であるため、頬側の浸潤麻酔は疼痛制御としてももちろん必要であるが、切開を入れた創面や骨膜剥離を行った後の骨面からの出血を少なくすることも目的としている。また、術中、処置に影響する出血は頬粘膜や頬側の骨面だけではなく、骨窩洞内の血管や歯根膜由来であることも多いため、術前の浸潤麻酔を十分に行うことで止血されやすい環境におくことができる。逆に、歯肉弁を開いた後に浸潤麻酔で止血を行うことは、頬側の骨膜がすでに剥がされているため難しい。

根尖部の肉芽除去が終了したのち、骨窩洞内へ直接止血処置を行っていく。これには、エピネフリンを浸した滅菌済みの小綿球を複数用意して骨窩洞内へ留置する方法がとられる。エピネフリンはボスミン外用液0.1％（第一三共）などで滅菌されたダッペングラスなどに適量を出して用いる（**図16、17**）。この際、いくつの綿球を置いたの

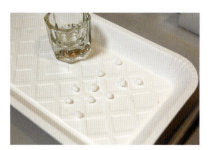 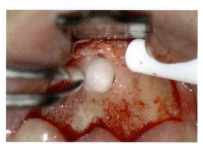

図⑱ 滅菌小綿球の準備。カウントしやすい

図⑲ エピネフリンを含んだ小綿球を窩洞に詰める

かをカウントしておく。トレーの上にあらかじめ決められた数の滅菌小綿球を用意しておくと、いくつの綿球を使用したのかがわかりやすい（**図18**）。また、綿球の準備がすみやかに行われるため術中のストレスも少ない。筆者はあらかじめ、通常10個の滅菌小綿球を少し離した状態で準備している。

骨窩洞を塞ぐまで小綿球を窩洞に詰め、やや大きめの綿球で圧迫する（**図19**）。数分の留置後、その後の処置を行うのに必要なスペース分の小綿球を取り出す。骨窩洞に残っている小綿球が逆根管充塡時の余剰セメントなどをキャッチするバリアとなる。逆根管充塡終了後に残りの小綿球を一つずつ除去していき、最終的に除去した小綿球が、骨窩洞に留置した小綿球と同じカウントになることを確認する。仮に、術野の綿球を取り残してしまった場合、綿球は生体が吸収できないため、炎症性肉芽腫（異物肉芽腫、ガーゼオーマ）を形成し、術後のトラブルの原因となるため十分注意すべきである。

止血が一度で完了しなければ再度エピネフリン小綿球を骨窩洞に詰めて止血を試みるが、それでも出血がコントロールされない場合、硫酸鉄や塩化アルミニウム、コラーゲンシートなどを用いた止血も検討する。

4．止血剤の使用

1）エキスパジル

止血剤の使用に関しての報告をいくつか紹介する。

Vickersらは、逆根管治療時のエピネフリン小綿球と、20％硫酸鉄のジェルであるビスコスタット（Ultradent、わが国ではウルトラデントジャパン）での止血効果の比較をしているが、両者に差は認められなかった[4]。また、Vyらは吸収性のコラーゲンにエピネフリンまたは生理食塩水を含ませて止血効果を比較しているが、エピネフリンを含ませたコラーゲンのほうが止血効果が高かったとしている。また同時に、エピネフリンを用いた場合に血圧に変動があるかも調べているが、これについては生理食塩水の場合と有意差はなかった[5]。局所の止血のために用いるエピネフリンが循環系に与える影響は小さいといえそうだ。

Von Arxらは、塩化アルミニウムとカオリン(土粘土)を含むペーストであるエキスパジル（白水貿易）と21％硫酸鉄、その両者の併用したもの3群の止血効果を比較している。結果はエキスパジル単独、あるいは硫酸鉄とエキスパジルの併用は高い止血効果を示した。一方、それらと比較すると、吸収性コラーゲンにエピネフリンを含ませたものの止血効果はあまり高くはなかった[6]。エキスパジルを用いた止血を行った場合、エキスパジルを使用した骨窩洞以外には炎症はみられなかったとしているが、筆者らは創の閉鎖の前にキュレットで骨窩洞内を郭清し、ラウンドバーで骨の新鮮面を出すことを推奨している[7]。これは骨窩洞内に残存したエキスパジルが炎症を引き起こすためである[8]。

2）硫化第二鉄

硫酸第二鉄を用いたジェル状の止血剤としては、ビスコスタットやSUスタットジェル（松風）、

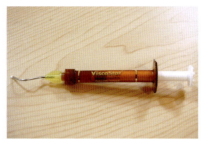
図⓴ ビスコスタット（ウルトラデントジャパン）

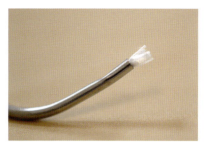
図㉑ ディスポーザブルチップの先端

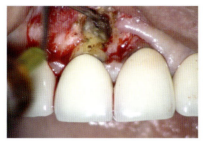
図㉒ ビスコスタットで周囲組織の止血

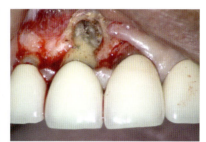
図㉓ 止血が終了

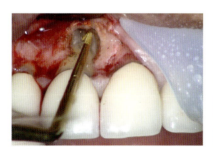
図㉔ 穿孔部を超音波スケーラーで形成、洗浄

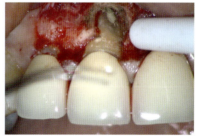
図㉕ MTAで穿孔封鎖

クイックスタットFS（ヨシダ）などが挙げられる（図20）。いずれも1.2mL程度のシリンジから専用のディスポーザブルチップで患部に供給される（図21）。チップの先端には短いブラシ状の毛構造がついており、出血部位にジェルを塗り込むように使用する。血液と硫酸第二鉄はすみやかに反応し、茶褐色の凝固物が形成される。これが出血している血管を詰まらせてすみやかな止血を得ることが、この薬剤の特徴である。また、チップはディスポーザブルではあるが、コストはそう大きくないことも利点である。多くの部位はすみやかに止血され、止血できなかった場合も出血の強い部位が容易に確認でき、止血が完了するまで繰り返して操作する。エキスパジルと同様に細胞毒性があり、治癒が遅れる可能性があるため、丁寧に洗浄を行い、術野に残さないように注意する必要がある。硫酸第二鉄を実際に用いると、生成される凝固物が見た目に綺麗なものではなく、残すことなく十分に洗浄することも難しいため、使用するケースはあまりない。セメント質剝離などの歯周疾患を併発する場合、歯肉溝切開で歯肉弁を開くことがある。そのようなケースでは、切開した創面からの出血がコントロールしにくいことがあるために使用することが稀にある。

図22〜25に示した症例は、以前の治療でポスト窩洞が穿孔しており、瘻孔を伴う炎症を生じて

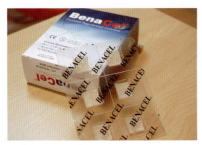
図❷⑥ 筆者が使用しているコラーゲンシート

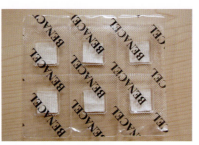
図❷⑦ 個別パックされている

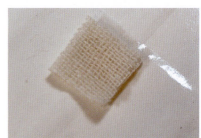
図❷⑧ 若干黄色味を帯びたガーゼ構造

いたものである。穿孔部から生じたと思われる骨欠損は歯頸部まで及んでいたため、歯肉溝切開で歯肉を開いた。骨欠損部と歯肉の切開創が隣接するため、切開創の止血がなされなければ術野を乾燥させることができない。そのため、ビスコスタットを用いて周囲組織の止血を行った（**図22**）。出血はすみやかに抑えられ、乾燥した状態で穿孔部を形成し、MTAで穿孔封鎖を行っている（**図23～25**）。

塩化アンモニウムを用いた止血剤も使用することができる。TZゼット（ビーブランド・メディコーデンタル）やスタットジェルクリアなどがそれに相当する。こちらは硫酸第二鉄と異なり凝固物は形成されないが、止血効果は硫酸第二鉄のほうが高いように感じる。

3）コラーゲン製剤

エキスパジルや硫酸鉄などの使用を避けたい場合は、コラーゲンを用いる方法もある（**図26～28**）。テルプラグ（テルモ）、スポンゼル（アステラス製薬）、コラテープ（白鵬）など多くの商品が存在する。コラーゲン自体に血小板を凝集させる働きがあり、この血小板を足場として凝固因子が集まり、フィブリノゲンをフィブリンに転換するトロンビンが産生され、血液が凝固し、止血がなされる。つまり、出血部位にコラーゲンが足場となって二次止血を誘導することができるのである。

コラーゲンの形状としては、シート状のものやスポンジ状のものがあり、いずれも乾燥した状態で止血部位に直接留置する。通常2～5分で止血される。この方法のよい点は、術後に取り除く必要がないことであるが、それ自体が血液を吸収して膨張すると、やはり視野を妨げることがあるため、滅菌ガーゼなどでコラーゲンを圧接するなどの工夫が必要である。

筆者は、1cm四方程度の大きさのコラーゲンシートを必要な大きさにカットして使用している。肉芽を完全に除去した骨窩洞では、多くの場合出血は自然に止まるが、わずかに出血が続くケースでは、通常、エピネフリンを使用して止血を試みる。骨窩洞が大きかったり、病変がthrough & throughで軟組織が残る状態などにより止血が十分になされない場合などで使用する。コラーゲンシートは血液などを吸収すると軟らかく膨潤するため、視野や術野を妨げる場合はこれを十分に圧接するわけだが、初めに滅菌した乾燥小綿球などで窩洞壁へ圧接して、細かい部分をプラガーやラウンドエキスカベーターなどでコントロールすると、適切な位置へコラーゲンシートの設置は行いやすい（**図29、30**）。

大きな病変などにおいては、コラーゲンなどを設置することで逆根管充塡材を骨窩洞内に散らさないようバリアとして使用することもできる。また、エピネフリンの適用で用いた小綿球と同様に、止血に用いたコラーゲンを逆根管充塡後に取り除くことも可能である。MTAなどが逆根管充塡窩洞から多く逸脱した場合などは、逆根管充塡材ごとコラーゲンを除去することで、術野に余剰なセ

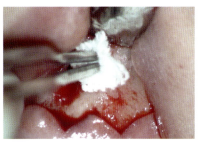
図㉙　コラーゲンシートを骨窩洞へ押し込む

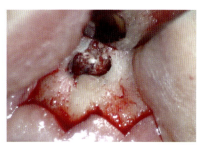
図㉚　骨面に圧接するようにして整える

メントを残さないように治療を終了できる。

術後の出血・疼痛のコントロール

　局所麻酔の第一の目的は、術中の侵害性刺激に対しての疼痛緩和であるが、同時に、術後疼痛の緩和にも効果がある。局所麻酔を施されると、末端神経の脱分極が抑制され、即時的に疼痛が抑えられる。また、術中の疼痛刺激で脊髄後角の侵害受容ニューロンに異常発火が起きる中枢過敏化によって術後疼痛が生じやすくなる。術前の局所麻酔によって術中の疼痛をコントロールできることで、中枢過敏化を抑制することが期待できる。

　手術終了時に患者が疼痛を感じはじめているようならば、再度浸潤麻酔を行い、鎮痛剤を服用させ、術後に起こり得る疼痛や腫脹への対応を十分に説明したうえでアポイントメントを終了する。

　根尖切除術では、創を完全に閉鎖することができる場合が多いため、術後の出血は強くならないことが多い。剥離した歯肉弁を元の位置に整復し、密に縫合して創を封鎖することが術後の出血でトラブルにならないためには有効である。また、縫合後に湿らせた滅菌ガーゼなどで剥離した歯肉を骨面にそっと押しつけて数分間圧迫する。

抗凝固薬を服薬している患者

　抗凝固薬を服用している場合に休薬すべきか、という点について、通常は休薬しないことが推奨される。逆根管治療に対して抗凝固薬を服用している患者への対応を示したクライテリアは、残念ながら存在しない。日本口腔外科学会がまとめた「科学的根拠に基づく抗血栓療法患者の抜歯に関するガイドライン」[9]では、抜歯に際し、抗凝固薬を服用している患者に対しての見解が示されている。抜歯時に抗凝固薬の服薬を中止することによって、1％の患者に重篤な血栓・塞栓症を発症したとして、休薬によって生じる全身的、致命的なリスクが大きいとしている。

　現在の抜歯への考え方として、抗凝固薬を服薬している場合において、PT-INR（Prothrombin Time - International Normaraized Ratio：プロトロンビン時間国際化標準比）が3.0以下であれば抗凝固薬服薬下で外科処置を行うことが推奨されている[9]。PT-INRは単にINRと評されることもある。PT-INRが3.5以上の場合は、減薬を内科医に要請すべきともしているが、可能なかぎり休薬しないというスタンスは、創の完全閉鎖が得やすい歯根端切除術でも抜歯と同様に考えて差し支えないだろう。

妊娠・授乳中の患者

　妊娠中や授乳中の患者に対しての局所麻酔であるが、国内で多く用いられているエピネフリン添加塩酸リドカイン製剤とフェリプレシン添加塩酸プロピトカイン製剤（歯科用シタネスト－オクタプレシンカートリッジ：デンツプライ三金、など）のどちらを使用すべきかは、結論からいうと、エピネフリン添加塩酸リドカインのほうがよいと考

えられている。

　リドカイン製剤もプロピトカイン製剤も、いずれも胎盤は容易に通過する。妊娠4ヵ月までは口蓋閉鎖など、胎児の器官形成の重要なステージであり、局所麻酔は極力避けるべきと考えている。添加されているエピネフリンとフェリプレシンであるが、エピネフリンは通常の使用においては弱い子宮弛緩作用があるとされている。

　一方、フェリプレシンは、子宮収縮作用と分泌促進作用があるとされている。妊娠後期においては、フェリプレシンの影響は心配されるところであり、エピネフリン添加塩酸リドカイン製剤の使用が妊娠中の患者には適していると思われる。

・授乳中の患者についてはエピネフリン添加塩酸リドカイン製剤を通常の使用量で用いた場合、母乳へのリドカインの移行はわずかである。実際に乳幼児に問題が生じるリドカインの濃度はもっと高いとされており、授乳中の患者に対し、エピネフリン添加塩酸リドカイン製剤で局所麻酔を行った際も、授乳を行うことは問題ないと考えられている。

血圧の高い患者

　術前の血圧の高い患者に対して、血管収縮作用のあるエピネフリンを含む局所麻酔薬を用いることは、患者の循環器系のリスクを増大させる可能性がある。一方、窩洞内にエピネフリン含有のコラーゲンペレットや小綿球を留置することは、血圧に有意な変動を認めなかったという報告がある。

　血圧に不安がある患者においては、術前の局所麻酔ではエピネフリン含有のものを避け、術中の止血でコントロールすることを試みることもある。しかし、一般的には、血圧の高い患者は内科的に血圧をよくコントロールしてから逆根管治療に望むべきであり、その場合はエピネフリン含有の局所麻酔薬を十分な注意と監視のもとに使用する。

まとめ

　逆根管治療での麻酔と止血の多くの役割は、術前に血管収縮薬を添加された局所麻酔薬を十分に奏効させることである。この際、現在の麻酔薬の第一選択は、エピネフリン添加のリドカインである。唇側と口蓋側で1.8mLのカートリッジを2〜3本用いて麻酔を行うことは、かなり麻酔薬の量が多いように感じるかもしれない。しかし、出血などで不必要に処置の難易度を高めてしまうと、術後疼痛に繋がりやすくなってしまうことを考えると、結果として、術者、患者双方にメリットがあることを実際の術中に感じられる。とくに止血が容易になされる環境での処置はたいへん快適である。

　術中の出血で悩まれることがあれば、十分量の局所麻酔はぜひ行っていただきたい。そのうえでさらに出血のコントロールが必要になった場合は、止血剤などを使用することとなるが、臨床的には、エピネフリン以外の止血剤はほとんど使用せずに処置を行えるというのが実際である。

【参考文献】
1) Hargreaves KM, Keiser K: Local anesthetic failure in endodontics: Mechanisms and Management. Eododontic Topics, 1: 26-39, 2002.
2) Noguera-Gonzalez D, et al.: Efficacy of preoperative ibuprofen on the success of inferior alveolar nerve block in patients with symptomatic irreversible pulpitis: a randomized clinical trial. Int Endod J, 46: 1056-1062, 2013.
3) Meechan JG, Jaber AA, Corbett IP, Whitworth JM: Buccal versus lingual articaine infiltration for mandibular tooth anaesthesia: a randomized controlled trial. Int Endod J, 44: 676-681, 2011.
4) Vickers FJ, Baumgartner JC, Marsall G: Hemostatic efficacy and cardiovascular effects of agents used during endodontic surgery. J Endod, 28: 322-323, 2002.
5) Vy CH, Baumgartner JC, Marshall G: Cardiovascular effects and efficacy of a hemostatic agent in periradicular surgery. J Endod, 30: 379-383, 2004.
6) von Arx T, Jensen SS, Hänni S, Schenk RK: Haemostatic agents used in periradicular surgery: an experimental study of their efficacy and tissue reactions. Int Endod J, 39: 800-808, 2006.
7) von Arx T, Jensen S, Hänni S: Clinical and radiographic assessment of various predictors for healing outcome 1 year after periapical surgery. J Endod, 33: 123-128, 2007.
8) Jensen SS, Yazdi PM, Hjørting-Hansen E, Bosshardt DD, von Arx T: Haemostatic effect and tissue reactions of methods and agents used for haemorrhage control in apical surgery. Int Endod J, 43: 57-63, 2009.
9) 日本口腔外科学会：科学的根拠に基づく抗血栓療法患者の抜歯に関するガイドライン．学術社，東京，2010．

column 3 　　　　逆根管治療中の追加麻酔

　逆根管治療において、患者に痛みを与える First touch である浸潤麻酔を痛くなく行うことは、患者をリラックスさせ、良好な信頼関係を得るのに重要である。完全に麻酔が効いた状態は、患者のみならず術者にもストレスがなく、余裕をもって処置が行えることで手術の結果にもよい影響を及ぼすことであろう。本文中にあったように十分量の浸潤麻酔を行い、麻酔後10分程度の時間経過を待って施術することにより、上下顎どこの部位でも痛みなく処置することができる。しかし稀に術中に患者が痛みを訴え、追加麻酔が必要になることがある。ほとんどの場合、ある特定部位に触れると痛みを訴えるといった程度のものであるが、その際に、痛む骨や肉芽組織に直接浸潤麻酔をすることは間違った追加麻酔の方法である。そのような追加麻酔をしても麻酔液は骨窩洞から溢れるばかりでほとんど効果はない。正しくは歯肉頬移行部に浸潤麻酔を追加するのだが、その際、フラップ内に麻酔液が溢れず、麻酔液が正しく軟組織内に deposit される部位にカートリッジ1本程度の麻酔液を注入することが肝要である。舌側あるいは口蓋側に痛みを感じるのであれば、そちらへ浸潤麻酔を追加する。追加麻酔後は急がずに、少し時間を空けてから処置を続行するようにする。追加麻酔を繰り返すことは手術時間の延長に繋がるばかりか、患者、術者ともに相当なストレスを感じることになる。

（井澤常泰）

軟組織の取り扱い

八幡祥生　Yoshio YAHATA　（米国・West Virginia 大学）

　通常、治療対象が硬組織に限られることが多い歯内療法にとって、軟組織の取り扱いは、逆根管治療など、限られた術式のみで必要とされ、なかなか大きな関心事とはなりにくい。米国の歯内療法専門医に行ったアンケートによれば、約半数が、逆根管治療において軟組織の取り扱いは困難さを伴うものではないと答えている[1]。

　一方で、このアンケートで最も難しいと回答されている項目は何かといえば、術野の確保と明視（Access/Visualization）となっている。しっかりと術野を確保し、病変、あるいはその原因を確認することは、マイクロスコープを使用した逆根管治療が可能にしたことであり、この術式の最も重要な部分である。

　では、どのようにして、そのような術野を得ることができるのだろうか？　患歯の位置や患者の開口度はもちろん影響するだろう。一般に、前歯部よりも臼歯部のほうが困難なことが多い。しかしいったん手術が始まれば、それは適切なフラップデザイン、切開、フラップの翻転、そしてその牽引により到達される。つまり、逆根管治療における軟組織の取り扱いは、いかに病変へアプローチするか、すなわち、最も難しいとされる術野の確保をいかにして行うかを左右する重要な手技を含むのである。

　また、軟組織の取り扱いについては、術後の治癒形態も考慮しなければならない。逆根管治療は、歯周外科処置のように、歯肉の切除、位置や形態の改善など、軟組織の取り扱いそのものが治療の目的の一部となるものとは異なり、基本的にフラップを切開前の位置に戻すのみである。つまり、逆根管治療の治癒形態は明確に異なり、術前の形態をなるべく維持できるような、いわゆる一次治癒を目指すことができる術式といえる。逆根管治療によって、根尖病変は改善したが、瘢痕形成や歯肉退縮を起こすようなことは、極力避けなければならない。

　逆根管治療の軟組織に対する取り扱いは、病変への確実なアプローチと、術後の一次治癒を目指すという2つを念頭におかなければならない。

一次治癒と二次治癒

　一次治癒とは、感染がなく、創面同士がしっかりと近接し、薄い血餅のみが介在する際にみられる治癒形態である。創面の細胞が再増殖することで、再生により、最小の瘢痕で治癒する。一方、二次治癒とは、噛開した創や開放創でみられる。創面間は、肉芽組織の形成を経て修復される。欠損が大きい場合には、線維化の進行とともに瘢痕を形成する。

切開

　切開の大前提は、骨膜までしっかりと切離することで、鋭利な創面とし、これに続く剥離などでなるべく組織の挫滅を防ぐことである。また、フラップをしっかりと術前の位置に復位させるため、すべての切開線は病変を横切ることなく、骨の裏打ちのあるところに位置させる。

　マイクロスコープを使用した拡大視野下では、マイクロメス（**図1**）の使用が非常に有用である。マイクロメスは、一般に使用されるメスに比べて

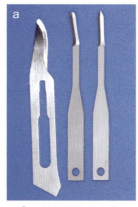
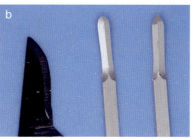

図❶ 逆根管治療で使用されるマイクロメスと15Cの比較。a：左から15C、CK-2、CK-1。b：刃部の拡大

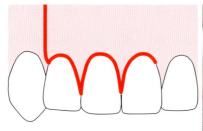
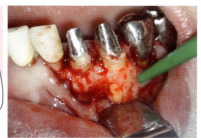

図❷ 歯肉溝切開（縦切開1本を含む）

刃が非常に細く、歯肉溝内や歯間乳頭部などの狭い場所を、より微細に、かつ鋭利に切開することが可能である。逆根管治療では、一般にCK-1やCK-2（いずれもヨシダ）を使用する。

フラップデザイン

切開線は、術前に検討し、決定されなければならない。単一のフラップデザインのみですべての症例に対応することは不可能である。それぞれのメリット・デメリットを把握し、最もメリットのある選択をするべきである。

実際の切開線は、歯を横切る方向の横切開と、長軸方向に入れる縦切開に分類される。横切開は、切開する位置により、歯肉溝切開、歯肉辺縁下切開（Submarginal Incision、Ochsenbein-Luebkeフラップとも別称される）、歯間乳頭下切開（Pappila Base Incision、以下PBI）の3種類が、縦切開は、入れる本数により翻転するフラップが、三角弁か四角弁になる。

1．横切開の分類
1）歯肉溝切開（図2）

歯肉溝および、歯間乳頭を含む切開。最もスタンダードな方法。

利点：血管を横切るように切開をしないため、フラップの血流の阻害が少ない。また、根尖から離れているため、病変を横切る可能性が低く、術野を広くとれる。フラップの復位が容易である、などが挙げられる。

欠点：歯肉退縮が起こる。歯間乳頭は、コルの中央（図3）で切離するべきだが、下顎の前歯部や、叢生のあるところ、もしくは臼歯部などでは、メスの到達が困難なことがある。途中で切離してしまい、復位に問題があると、Double papillaなどの問題が生じる（図4）。このような場合には、マイクロメスの使用が有効である。

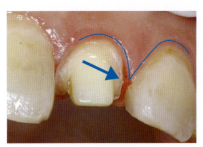
図❸　歯間乳頭での切開の位置。コルの中央（矢印）で切離する

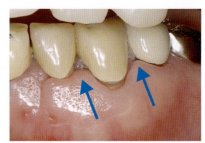
図❹　不適切な切開、復位により生じた Double papilla（矢印）

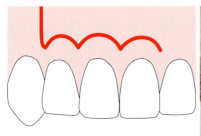
図❺　歯肉辺縁下切開（縦切開１本を含む）

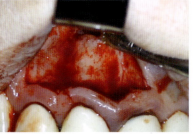

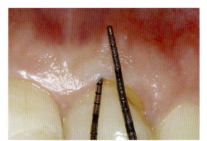
図❻　歯肉辺縁下切開は、付着歯肉内に切開線を求める。同切開線を選択する際には、付着歯肉の幅が２mm以上あることを確認する

2）歯肉辺縁下切開（図5）

Ochsenbein-Luebke フラップとも別称される、付着歯肉内に歯頸線に合わせたスキャロップ状の切開を入れる方法。

利点：辺縁歯肉に切開を入れない、またフラップ翻転後に歯槽骨頂の露出を伴わないため、術後の歯肉縁の位置が変化しにくく、審美的要求がある場合に適している。

欠点：付着歯肉の幅は２mm以上必要であること（図6）、歯頸部付近に病変がまたがっている場合には、切開線が病変を横切る可能性があるため適応とはならないなど、症例が限られる。また、遊離歯肉に切開を入れてしまうと、血流が確保されず、歯肉が壊死してしまうおそれがある。

3）PBI（図7、8）

2002年に Velvart ら[2]が報告した切開法。これは、歯肉溝切開を改良したものであり、歯間乳頭の退縮を防ぐことを目的としている。切開線は歯間乳頭下に位置し、歯間乳頭をフラップに含めないため、同部への血流阻害が起きにくく、術後の位置変化が少ない。切開の外形線は、歯の隅角部に90°の角度で到達するように、円弧状にする（図8a）。歯間乳頭下の切開は、一次切開と二次切開の２段階で構成されている（図9）。一次切開は、約1.5mmの深さで、上皮とその下の結合組織に、歯肉と垂直方向に切開を入れる（図8b）。その後、二次切開として、メスの方向を歯の長軸方向に変え、歯槽骨頂を目指すように切開を入れる（図8c）。

利点：歯肉溝切開と同様に、フラップへの血流の阻害が少ない。また切開線が、病変を横切る可能性が低く、術野を広くとれる。歯間乳頭を切離しないため、術後の退縮量が少ない。

欠点：手技が煩雑である。

2．縦切開

1）縦切開の種類

縦切開は、十分な術野を得るため、患歯の少なくとも１歯ないし２歯離れた位置に入れる。縦切

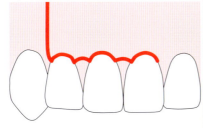
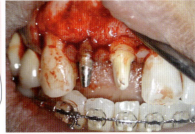

図❼　PBI（縦切開1本を含む）

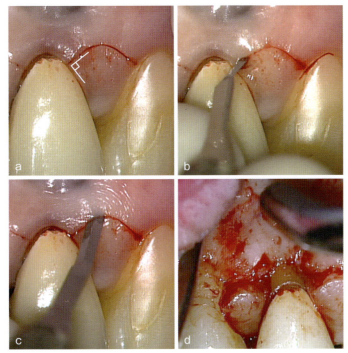

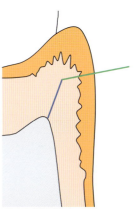

図❽　a：PBIの外形線。b：1次切開。c：2次切開。d：剝離後

図❾　PBIにおける一次切開（緑線）と二次切開（青線）の方向。（参考文献3）より引用改変）

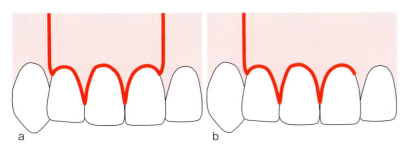

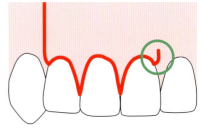

図❿　四角弁（a）と三角弁（b）

図⓫　Relaxing incision（緑丸）。短い縦切開を角化歯肉内のみに入れる

開は、近遠心2箇所に入れる四角弁（**図10a**）と、どちらか一方に入れる三角弁（**図10b**）に分けられる。三角弁のほうが、血流の阻害が少なく、フラップの復位も容易なため、一般的である。しかしながら、歯根の長い歯など、根尖部へのアクセスが困難な場合は、四角弁が有効となる。

2）Relaxing incision（図11）

三角弁を選択した際に、辺縁歯肉と角化歯肉内のみに短い縦切開を入れる。術中に少し術野を広げたい際に有効である。また、フラップの断端に

9　軟組織の取り扱い

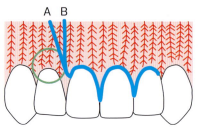

図⓬　骨膜上を走行する血管の方向および縦切開の方向。基底面を広くとる縦切開を入れる（A）と、非剝離側の歯肉（緑丸）への血流供給が阻害されるおそれがあるため、歯軸と平行に入れる（B）

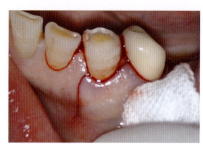

図⓭　縦切開の方向。歯の長軸方向に合わせて切開する

張力がかかっている際も、横切開を広げていくことなく張力を下げることができる。実際には、1本の縦切開で手術を始め、病変部のアクセスの困難さによって、術中に適宜Relaxing incisionや縦切開を追加することが多い。

3）縦切開の方向（図12）

従来、フラップは基底面を広くとる、いわゆる台形の形にすることが推奨されてきた（図12A）。一方、歯槽粘膜、歯肉を走行する骨膜上の血管は、歯軸とほぼ平行に走行している。つまり、縦切開は、歯軸の長軸方向に真っ直ぐ入れたほう（図12B）が、血管を水平的に切断することが少なく、血流を阻害しにくい。さらに、斜めに入れる切開では、翻転したフラップへの影響は少ないとしても、供給源が絶たれる非剝離側のフラップの血流量は減少することになる（図12緑丸）。少なくとも、逆根管治療における縦切開の方向は、血管の障害を少なくするよう、歯軸に沿った方向に入れる（図13）。

3．横切開と縦切開の接合部

1）歯肉溝切開とPBI（図14）

縦切開は、歯の隅角部に90°の位置から始まり、そこから緩やかに湾曲しながら歯の長軸方向に移行する。

2）歯肉辺縁下切開（図15）

接合部は鋭角とならないように、緩やかな湾曲をもたせる。

4．切開線と歯肉退縮および瘢痕形成

1）歯間乳頭の退縮

Vervartら[4]は、1年経過時における歯間乳頭の退縮量について、歯肉溝切開とPBIを比較している。歯肉溝切開では0.98±0.75㎜、PBIでは−0.06±0.21㎜であり、PBIは歯間乳頭の高さの維持に有効であった（図16）。

2）歯肉退縮（唇頬側マージン）

von Arxら[5]は、1年経過時において、唇頬側の歯肉縁の位置に関し、歯肉溝切開とPBIで同程度の歯肉退縮を認めたこと、また歯肉辺縁下切開では歯肉縁の位置の変化が小さかったことを報告している（図17）。

3）瘢痕形成

藤井ら[6]は、術後6ヵ月時点における瘢痕形成について、歯肉溝切開と歯肉辺縁下切開を比較し、縦切開部では差はないものの、横切開部では、歯肉辺縁下切開で有意に瘢痕形成しやすいことを示している。

5．切開線の選択

まずは、術野を最も広くとることができる歯肉溝切開を考えるべきである。大臼歯部など、アクセスが困難な部位では、歯肉溝切開が最適応となる。次に、小臼歯部や前歯部などで、術後に歯間乳頭の高さを維持することに利点がある場合は、PBIも選択肢に入ってくるだろう。一方、上述の報告を踏まえれば、PBIは、歯間乳頭の高さの維

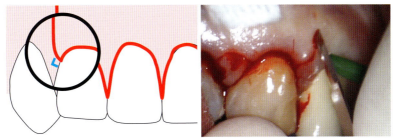

図⑭　縦切開は歯の隅角に対し、約90°の角度に入れる

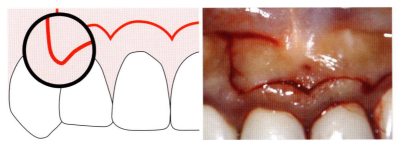

図⑮　鋭縁を作らないよう、横切開と縦切開は緩やかな湾曲を描く

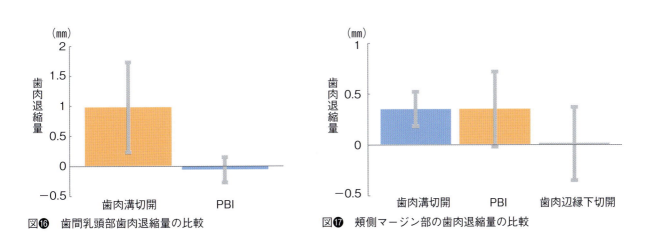

図⑯　歯間乳頭部歯肉退縮量の比較

図⑰　頰側マージン部の歯肉退縮量の比較

持には有効であるものの、唇頰側マージンでは、歯肉溝切開と同様に歯肉退縮するようである。補綴が完了しており、審美性の求められる前歯部であれば、歯肉辺縁下切開を第一選択として考えるのが妥当であろう。

ただし、歯肉辺縁下切開は、歯肉に瘢痕を残しやすいこと、症例の適応に制限があることを念頭に入れなければならない。付着歯肉の幅が狭い場合（図18）や、歯頸部付近に病変が位置し、切開線が近接することが予想される場合には適応とはならない（図19）。そのような症例では、たとえ補綴歯であっても歯肉溝切開やPBIを選択する必要がある。

6．弧状切開（Semilunar切開、Parch法：図20）

術中に切開を追加し、術野を広げることが困難なことから、術野の確保が不確実である。また、切開線の大部分が歯槽粘膜に位置することや、切開線が病変を横切る可能性が高いことから、フラップの復位や緊密な縫合が困難であり、術後の瘢痕や治癒遷延を起こしやすい。以上の理由から、現在、逆根管治療に対して積極的に選択する理由に乏しい。

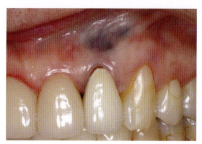

図⓲　患歯は上顎側切歯。付着歯肉の幅は極めて狭く、補綴歯であっても、歯肉辺縁下切開の適応とはならない

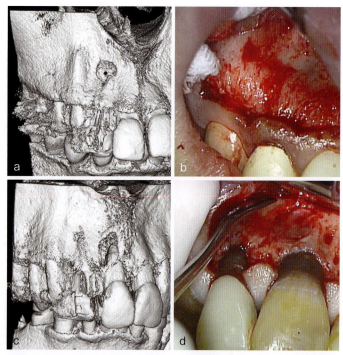

図⓳　術前のCBCT撮影から得た3次元構築画像。a、bの症例（患歯、右側上顎側切歯）では病変が根尖部に位置し、歯頸部から根中央部にかけ皮質骨があることが予想され、歯肉辺縁下切開の適応と考えるが、c、dの症例（患歯、右側上顎中切歯）では、根側方に病変が広がっており、切開線が病変を横切る可能性があるため、歯肉辺縁下切開の適応とはならない

翻転

　この手技や次に続く牽引は、逆根管充填後のフラップの復位と縫合に直接影響を与える。一次治癒を目指すためには、しっかりと丁寧に行わなければならない。切開が終了したら、骨膜剥離子を手に、全層弁の剥離を行う。骨膜を剥離するために十分な力をかけていく。通常は、横切開と縦切開の接合部位に起始点を求め、おおよそ45°の角度で骨膜剥離子を入れ、剥離を始める（図21）。

　Gutmannら[7]は、辺縁歯肉を含むフラップの場合、薄く血管に乏しい辺縁歯肉に起始点を求めて強い力をかけるべきではないとして、Undermining elevationという方法を推奨している（図22）。これは、起始点を厚みのある角化歯肉、つまり縦切開に求める（図23）。付着歯肉下に骨膜剥離子を挿入し、歯冠方向へ剥離を進める。辺縁歯肉や歯間乳頭は、下面から持ち上げられるように剥離

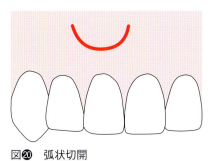

図⑳ 弧状切開

図㉑ フラップの剥離方向（参考文献[7]より引用改変）

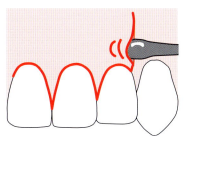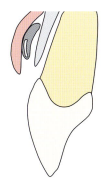

図㉒ Undermining elevation。骨頂部や辺縁歯肉に強い力をかけずに、剥離することが可能である。骨膜剥離子を挿入後、歯冠側方向へフラップを持ち上げるように剥離を進めていく（参考文献[7]より引用改変）

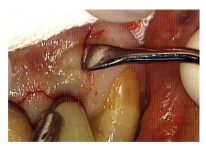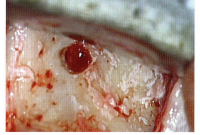

図㉓ Undermining elevation。剥離の起始点を付着歯肉に求める

図㉔ 剥離後に骨表面に残遺している軟組織。出血がコントロールされ、術野の確保に問題がなければ、積極的な除去は行わない

されていく。横切開部の剥離が終わった後、今度は根尖方向へ剥離し、術野を確保する。

剥離後に皮質骨や歯根表面に残遺した軟組織は、逆根管充塡後フラップを復位させた際に、初期の固定に役立つため、原則的に除去してはならない（**図24**）。骨面に残った軟組織からの出血は、通常数分で落ちつく。しかし、出血が持続し、術野に血液が流れ込むようであれば、積極的な軟組織の除去や止血操作が必要となる。マイクロスコープを使用した逆根管治療において、術野の確保は命題であり、明るく拡大された視野下であっても、すぐに血液で汚染されるようでは、この術式本来の意義が失われてしまう。軟組織の取り扱いについて、術後の治癒を阻害することは極力避けなければならないが、この手術の目的をしっかりと認識して遂行するために、必要なことはするべきである。

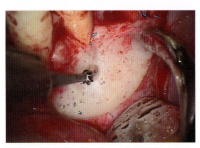
図❷⑤ 鉤の先がフラップを押さえてしまっている。フラップの血管を挫滅している

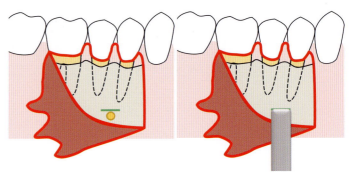
図❷⑥ Groove technique。フラップを翻転し、オトガイ孔を明示後、直上の皮質骨にラウンドバーにて切れ込みを入れる（左図緑線）。そこに鉤の先を位置させることで、鉤の安定性を高め、オトガイ神経やフラップへの無用な障害を避ける

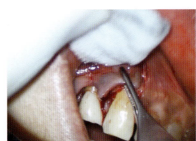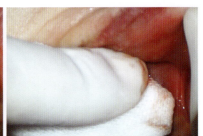
図❷⑦ フラップを元の位置に復位させた後、生理食塩水を浸したガーゼで圧接する

牽引

1. 鉤の使用

　鉤を使用し、フラップを抑え、術中の術野の確保を行う。逆根管治療では、一般的に術者が鉤を把持する。この手技がうまく機能せず、鉤の位置が安定しないと、術中に何度も位置を直さなければならなくなる。すると、そのつどフラップに外傷力が働くのみならず、術者の病変に対する集中力を欠く、手術時間が延びるなど、多くの欠点を招く。鉤の先は、必ず骨面に置き、十分な力をかけ鉤を安定させなければならない。翻転したフラップを挟んでしまうと、そこで挫滅創を形成する格好となり、治癒の遷延に繋がる（図25）。

　鉤の安定性を高めるために、骨表面に長さ15mmほどの溝を彫り、そこに鉤の先を落ち着かせるという方法があり、Groove techniqueと呼ばれる（図26）。この方法は、下顎小臼歯の手術の際、フラップを翻転する範囲や、鉤を置く位置がオトガイ孔に近い際にも有効である。オトガイ孔の上方に溝を形成し、そこに鉤を落ち着かせることで、鉤によるオトガイ神経の傷害を防ぐ。

2. フラップの乾燥

　術中はフラップが乾燥し、収縮することを防ぐ。フラップが収縮してしまうと、復位が困難となり、一次治癒を目指すことが著しく困難となる。具体的には、常に生理食塩水などで湿潤下におくこと、フラップの内側をバキュームでむやみに吸引しないことが必要となる。また、マイクロスコープ（とくにハロゲンランプ）使用下では、照射光の温度で乾燥しやすいので注意が必要である。

復位と圧迫（図27）

　前述までのステップは、病変部にアプローチするまでの必要な手技であった。ここからは、逆根管充填後など、病変に対するアプローチ終了後の手技について解説する。まずは、術前の位置にしっかりと復位することを確認する。術中の乾燥など

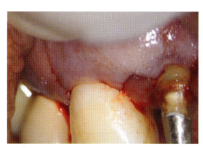
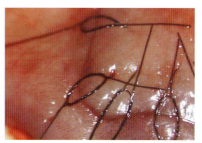

図❷ 縫合を始める前に、受動的に、元の位置へ復位できているかを確認する。縫合は、フラップを寄せるためではなく、この状態がずれないようにするために行う

図❷ Microsurgical reef knot。極力小さな張力で縫合するため、意図的にループを残す縫合方法

によりフラップが収縮してしまい、どうしても復位が困難な際には、フラップ側の骨膜を切る減張切開が有効な場合がある。

復位することを確認した後、フラップの上に生理食塩水に浸したガーゼをのせ、復位させた位置でガーゼごと指で押さえ、フラップの下にたまった凝血塊や液体を押しのけるように、5〜10分圧接する。この操作によって、被剝離側と剝離側の接合面に薄いフィブリンクロットが形成され、毛細血管性の出血量を減らすとともに、創面の初期の接着に有効となる。

縫合

縫合を始める前に、緊張なくフラップが復位できることを確認する（**図28**）。一次治癒を目指すためには、元の位置にフラップがきちんと復位し、切開面同士が緊張なく近接することが重要である。縫合はあくまで、所定の位置からフラップがずれないように留めておくものである。糸でフラップを引っ張り、寄せ上げて結び合わせることではない。

1．縫合針、糸の選択

マイクロスコープ下で、緊密にフラップを閉鎖しようとする場合、6-0から8-0の非吸収性モノフィラメントの縫合糸がよい。針は10〜13mmで、3/8サークルの曲針のものが使いやすい。抜糸は通常1週間以内に行われるため（抜糸の項目を参照）、吸収性の糸を使用する意義はない。また、歯肉溝切開を選択した場合、歯間乳頭の縫合には直針が便利である。

2．縫合方法

7-0や8-0などの細い縫合糸を使用する場合、細い糸自体の断端が刃先のように働き、強い力をかけるとフラップが裂けかねない。そのため、牽引縫合など、フラップに力のかかる縫合はあまり行われず、通常は断続縫合を用いる。Tibettsと Schanelec[8]は、マイクロスコープ下で行う縫合方法として、Microsurgical reef knot（**図29**）という方法を紹介している。これは、結び目をあえて潰さず、フラップに強い力をかけずに縫合しているという視覚的な目安となる。しかし、結び目が切開線を横切るため、清潔性が気になるようであれば、通常の縫合と同様に結び目をどちらか一方へ寄せても構わない。その場合にも、強く締めすぎないように注意する。

フラップが緊密に近接できるよう、マイクロスコープで確認しながら縫合を進めていく。細い縫合糸を使用した場合には、縫合数は増える（**図30〜32**）。PBIでは1つの歯間乳頭あたり、2〜3ヵ所の縫合が必要となる。

抜糸

1．術後の創傷閉鎖

縫合は治癒過程における、ごく初期のフラップ

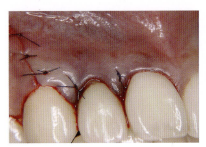
図㉚ 歯肉溝切開。縫合直後

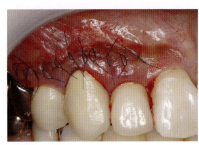
図㉛ 歯肉辺縁下切開。縫合直後

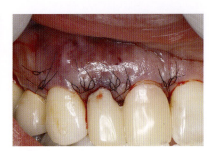
図㉜ PBI。縫合直後

表❶ 切開創（メスによる創面）と剥離創（骨膜剥離子による創面）の治癒過程

	切開創	剥離創
Day 1	凝血・炎症細胞の遊走 上皮細胞の遊走	凝血・炎症細胞の遊走 骨膜の壊死
Day 2	上皮細胞の接合	線維芽細胞の遊走
Day 3	多層にわたる上皮細胞の結合	
Day 4	上皮細胞の成熟 肉芽組織の成熟	
Day 14	結合組織の成熟	肉芽組織の成熟 骨膜の新生
Day 28		結合組織の成熟

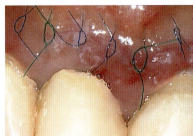
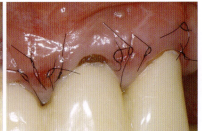

図㉝ 術4日後、抜糸時。切開したところは上皮がきちんと結合している

の移動、脱離を防ぐものである。しかし、忘れてはならないのは、縫合はそれ自体が外傷力として働くため、治癒の妨げになるということである。つまり、生体が耐え得るなかで極力早期に除去したほうがよい。

逆根管治療後の組織の治癒については、HarrisonとJuroskyの報告[9, 10]が詳しい。これらはサルを対象としており、ヒトの治癒とは少し異なるかもしれないが、非常に参考になる（**表1**）。

2．抜糸の時期（図㉝）

フラップの断端が上皮で接合されたならば、縫合の役割は終了である。それ以上の人為的な位置の保持は、不要であるばかりか、治癒の遷延をもたらす。逆根管治療の術後の創傷治癒は、一般的に早いため、上皮下の結合組織の成熟を待って、意図的に抜糸の時期を長引かせるようなことはしない。Selvigら[11]によれば、縫合針が貫通した穴は3日目から上皮化が始まり、7日目には上皮化が完了するという。すなわち、抜糸は上皮の初期の結合が完了する48時間以降から可能であり、遅くとも術後1週間は超えないようにする。

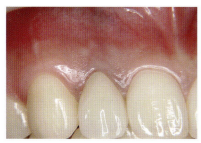
図❸❹ 歯肉溝切開。術後6ヵ月（図❸⓪と同症例）

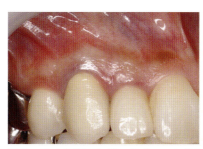
図❸❺ 歯肉辺縁下切開。術後6ヵ月（図❸①と同症例）

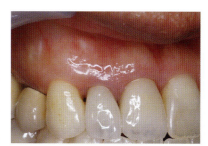
図❸❻ PBI。術後6ヵ月（図❸②と同症例）

おわりに

　軟組織の取り扱いについては、病変や歯に対するアプローチが十分に遂行できるように計画、実行することを第一に考えるべきである。その必要条件をすべて満たしたうえで、一次治癒を目指すような、形成外科的な手技が必要となってくる。一つ一つの操作が病変のアプローチに対するものか、一次治癒を目指すものか、判然と分類することはもちろん不可能であるが、この操作が何のために行われるかを意識することにより、逆根管治療に習熟していくための優先度が明確になっていくのではないだろうか。

　無論、外科処置をするのだから、メスを手にする前に、最低限の外科技術の取得は必須である。歯肉に対し障害の少ない、審美的な予後を得るためには、切開、翻転、牽引、およびフラップデザインのすべての段階で、外傷力と血流阻害を最小限にとどめ、復位および縫合の段階では、緊密で緊張のない復位を達成することが要求される（図❸❹〜❸❻）。

　しかし、いかに細い縫合糸できれいに縫合できたとしても、根尖病変に対する知識や手技、そして術野の確保が不十分であれば、逆根管治療を行う意義はない。逆根管治療を行うにあたり、まずは病変や歯に対してしっかりとアプローチできるような、知識と技術の習熟に努めるべきであろう。

【参考文献】
1) Creasy JE, Mines P, Sweet M: Surgical trends among endodontists: the results of a web-based survey. J Endod, 25: 30-34, 2009.
2) Velvart P: Papilla base incision: a new approach to recession-free healing of the interdental papilla after endodontic surgery. Int Endod J, 35: 453-460, 2002.
3) Velvart P, Peters CI: Soft tissue management in endodontic surgery. J Endod, 31: 4-16, 2005.
4) Velvart P, Ebner-Zimmermann U, Ebner JP: Comparison of long-term papilla healing following sulcular full thickness flap and papilla base flap in endodontic surgery. Int Endod J, 37: 687-693, 2004.
5) von Arx, Salvi GE, Janner S, Jensen SS: Gingival recession following apical surgery in the esthetic zone: a clinical study with 70 cases. Eur J Esthet Dent, 4: 28-45, 2009.
6) 藤井 直, 勝木 崇, 萩谷（川村）洋子, 金子実弘, 吉岡隆知, 須田英明：根尖周囲外科手術における軟組織切開法が軟組織の治癒に与える影響. 日歯保存誌, 50：425-431, 2007.
7) Gutmann JL, Hurrison JW: Surgical endodontics. Blackwell Scientific Publications, 1991.
8) Tibbetts LS, Shanelec D: Principles and practice of periodontal microsurgery. Int J Microdent, 1: 13-24, 2009.
9) Harrison JW, Jurosky KA: Wound healing in the tissues of the periodotium following periapical surgery. I. The incisional wound. J Endod, 17: 425-435, 1991.
10) Harrison JW, Jurosky KA: Wound healing in the tissues of the periodotium following periapical surgery. I. The dissectional wound. J Endod, 17: 544-552, 1991.
11) Selvig KA, Biagiotti GR, Leknes KN, Wikesjö UM: Oral tissue reactions to suture materials. Int J Periodontics Restorative Dent, 18: 474-487, 1998.

10 骨窩洞形成と根尖切除

吉岡俊彦 Toshihiko YOSHIOKA （広島県・吉岡歯科医院　Endodontic center）

　骨窩洞形成と根尖切除は、適切な逆根管形成・充塡を行うための重要なステップである。過度な骨窩洞形成は術後の腫脹・疼痛を引き起こし、過度な根尖切除は逆根管充塡の長さが十分確保できなくなったり、術後の動揺の原因となる。逆に、不十分な骨窩洞形成・根尖切除は、逆根管形成・充塡の難易度を著しく上げてしまう。いかに適切な骨窩洞形成・根尖切除を行えるかが、逆根管治療の成功のカギとなる。

　どちらの処置も、CBCTを撮影することで、術前にある程度の予測ができるため、綿密な治療計画立案が求められる。

　本項では、使用する器具やテクニックだけではなく、なぜそのように行うのかという目的の理解を深めていただけるように解説する。

骨窩洞形成

　マイクロスコープを用いた逆根管治療が、なぜトラディショナルな歯根端切除術よりも侵襲が少ないといわれているのか。それは、骨窩洞形成が小さいからに他ならない。

　歯槽骨切削の侵襲がいかに大きいかは、埋伏智歯抜歯などの口腔外科的処置や骨移植などの歯周外科などによって、われわれ歯科医師には周知の事実であろう。

　必要十分な骨窩洞形成とは、どの程度の大きさなのか。どのように骨窩洞形成を行うべきなのだろうか。

1. 骨窩洞形成での倍率、使用器材

　歯冠を視野に入れ、歯根・根尖の位置を考えながら行う必要があるので、マイクロスコープの倍率は低倍率で行う。

　骨窩洞形成には、マイクロモーター用ストレートのハンドピースを用いる（**図1**）。

　外科用のエアタービン（ヘッドの角度が通常とは異なり、エアがヘッドの後ろから排出される：**図2**）や、外科用の超音波器具（**図3**）を用いてもよいが、汎用性が高い・視野の確保が容易・バーの長さの調整が容易などの点から、ストレートのハンドピースをお勧めする。外科用の超音波器

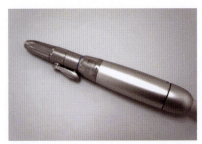

図❶　ストレートのハンドピース

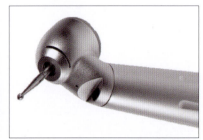

図❷　45°の角度がついた外科用エアタービン（サージトルク LUX S459L：カボデンタルシステムズジャパン）

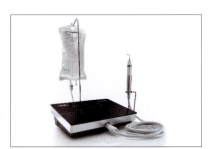

図❸　ピエゾサージェリータッチ（インプラテックス）

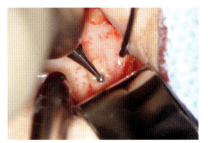

図❹ アシスタントが生理食塩水の注水およびバキュームを行っている

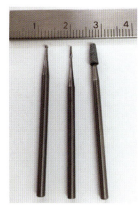

図❺ 左から、先端径1mmのラウンドバー（スマートカーバイトバー ラウンド＃2、山八歯材工業）。先端径1mmのフィッシャーバー（スマートカーバイトバー フィッシャー＃700、山八歯材工業）。カーボランダムポイント（カーボランダムポイントHPレギュラー＃44、Mani）

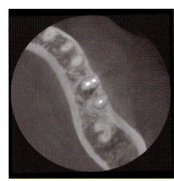
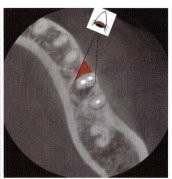

図❻ 下顎第1大臼歯近心根への骨窩洞形成は近心側（赤いエリア）を行う

具は、回転切削器具よりも骨への侵襲が少ない、軟組織を巻き込む危険性がない、外部注水が容易である、骨窩洞形成・根尖切除・逆根管充填までひとつの機器で行える、などのメリットがあるといわれているが、その効果はあきらかではない。

ストレートのハンドピースを用いる場合、注水は、アシスタントが生理食塩水を入れたシリンジで行う（図4）。タービンの場合、生理食塩水を注水できるような特別な仕様をもったユニットの使用が望まれるが、現実的に困難な場合は、ユニットの水系を用いても大きな影響はないものと思われる。

バーは直径1mmのラウンドバーやフィッシャーバーなどを用いる（図5）。径が1mmであることを頭に入れておくことで、形成している窩洞の大きさを拡大視野下でも容易に把握できる。

2．骨窩洞形成のポイント

骨窩洞形成のポイントは、以下の4点である。

①後に行う根尖切除、掻爬、切断面観察、逆根管形成、逆根管充填が適切に行える最小の大きさ

皮質骨の開窓をいかに小さく行うかが、侵襲の少ない逆根管治療のカギとなる。従来の方法では10mm程度の開窓が求められていたが、マイクロスコープを用いることで、半分以下の大きさで処置が可能となった。必要な大きさは、切断面の観察を行うマイクロミラーが入る大きさ、逆根管形成用の超音波チップが入る大きさである。マイクロミラーの幅が3〜4mm、超音波チップの長さが3mm以上であることから、必要な窩洞は直径4mm程度となる。

海綿骨内での骨吸収が大きな場合においても、皮質骨の開窓は最小限で済ませるべきである。

②小臼歯、大臼歯においては、直視直達が行えるように少し近心側から形成する

小臼歯・大臼歯の場合、患者・術者のポジショニングを適切に行っても、近心側からのアプローチとなるため、隣在歯を傷つけない範囲で近心側の骨を削除する（図6）。

症例1

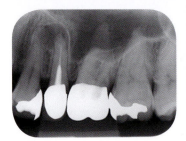

図❼ ⌊5根尖部に透過像が認められる

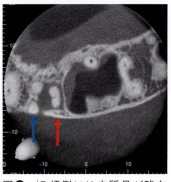

図❽ ⌊5頬側には皮質骨が残存（赤矢印）。⌊4頬側根（青矢印）付近で皮質骨の開窓が認められる

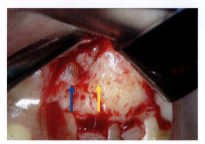

図❾ ⌊4頬側根（青矢印）を確認。⌊5根尖は皮質骨（黄矢印）に覆われて確認できない

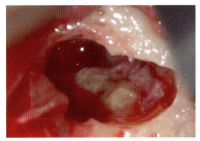

図❿ ⌊5根尖を視認

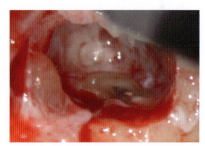

図⓫ ⌊5根尖を切除し、切断面を観察

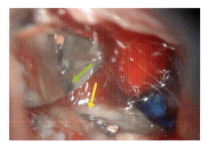

図⓬ 未処置根管（黄矢印）を発見。緑矢印はミラー像

③骨窩洞の位置・大きさは術前に想定しておき、フラップの切開線が窩洞にかからないようにする（切開の章を参照）

④隣在歯の歯根を削らないように行う

隣接歯の歯根との位置関係を三次元的に把握するためにも、術前にCBCTの撮影が推奨される。位置関係によっては、意図的再植法を選択せざるを得ない症例も存在する。

症例1（図7〜15）

患歯は⌊5。瘻孔があり、デンタルX線写真では根尖部透過像が認められた（図7）。

⌊4には歯髄生活反応を認めた。

CBCTを撮影すると、⌊5の頬側には皮質骨が残存しており（赤矢印）、⌊4の頬側根（青矢印）付近で皮質骨の開窓があった。⌊5根尖は、頬舌的に歯槽骨中央にあるので、近心からアプローチできれば施術は容易であるが、⌊4根尖があるためにできない。⌊4の歯根を避けながらの逆根管治療は可能と判断し、逆根管治療を行うこととした（図8）。

フラップを挙上すると、まず⌊4の頬側根（青矢印）とその遠心に拡がる軟組織を確認できた。⌊5根尖は、皮質骨（赤矢印）に覆われており確認できない（図9）。

頬側根に触れないように骨窩洞を遠心に拡げ、患歯の根尖を視認した（図10）。

患歯根尖を切除して切断面を観察した（図11）。頬側根管の口蓋側に広がる未処置根管（黄矢印）を発見した。緑矢印はマイクロミラーによるミラー像（図12）。

逆根管形成後、Super EBAセメント（ボスワース、茂久田商会）を用いて逆根管充塡を行った（図13）。

術後の施術領域。⌊4頬側根（白矢印）には触れず、遠心に骨窩洞を広げて処置したことがわかる（図14）。

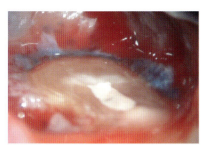

図⓭ Super EBA セメントで逆根管充塡

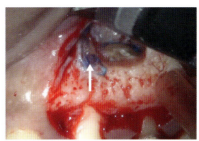

図⓮ |4頰側根（白矢印）に触れずに遠心に骨窩洞を拡げて処置

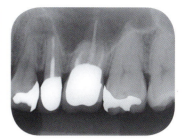

図⓯ 6ヵ月後のデンタルX線写真。根尖部の透過像が縮小している

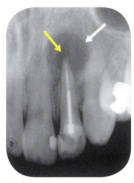

図⓰ デンタルX線写真では、病変部の透過性（白矢印）が高い部分（黄矢印）は口蓋側の皮質骨が欠損している場合がある

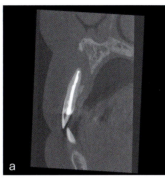

図⓱ CBCTを撮影。開窓の有無と位置を確認できる

6ヵ月後のデンタルX線写真（図15）。根尖部透過像が縮小していることが確認できる。|4は生活性を維持していた。

歯槽骨（皮質骨）の開窓の有無

フラップを挙上した段階で、病変部の軟組織が視認できるかどうか、つまり、皮質骨の開窓の有無によって、骨窩洞形成の難易度は大きく異なる。

多くの場合、デンタルX線写真では皮質骨の開窓の有無を確認することはできないが、透過像の中（図16白矢印）にさらに透過性の強い領域（図16黄矢印）が認められる場合には、頰側・口蓋側の皮質骨が欠損していること（through & through）が予想できる。

CBCTを撮影することで、開窓の有無と位置を把握することができる（図17）。

・根尖病変によって歯槽骨（皮質骨）が開窓している場合

皮質骨の欠損があるので、その開窓部を起点として骨窩洞形成を行う。

開窓部が大きく、骨窩洞形成のポイントをすべてクリアしている場合には、骨窩洞形成の必要はない（図18）。

開窓部が小さな場合には、まず開窓部周囲の薄い皮質骨を探針やエキスカベーターを用いて剝がし、それでも小さい場合には回転切削器具で骨窩洞形成を行う。

・歯槽骨（皮質骨）が開窓していない場合

根尖部の皮質骨に欠損がない症例が時々存在し、とくに臼歯部において難易度が高い処置となる。歯根・病変の位置を間違えると、深く掘っても歯根・病変が発見できないだけでなく、隣接歯の歯根を患歯歯根と誤認して、切削してしまうことに

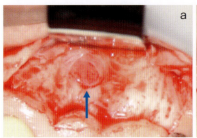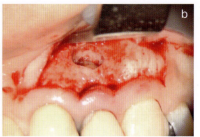

図⓲　a：フラップを挙上すると、骨吸収部の肉芽が確認できた（青矢印）。b：肉芽を掻爬するだけで骨窩洞形成の要件を満たしていた

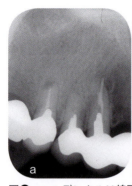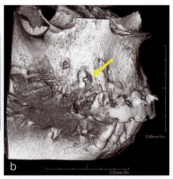

図⓳　a：デンタルX線写真。4|に異常はみられない。b：CBCT画像。4|歯根中央に切除を試みた痕跡が認められる（黄矢印）

なる（図19）。

　他院で5|の逆根管治療を施術された症例である。デンタルX線写真（図19a）では4|に異常は見られないが、CBCT（図19b）では4|の歯根中央に切除を試みた痕跡が認められる（黄矢印）。5|の根尖の位置を誤認したためと思われる。上顎第2小臼歯根尖は第1小臼歯よりも口蓋側寄りの歯槽骨中央に位置することから、皮質骨に覆われていることが多い。

　現在はCBCT撮影によって事前に病変の位置・拡がり、皮質骨の厚みが把握できるため、以下のように行えば、不必要な骨を削ることなく適切なアプローチができる。また、マイクロスコープを用いることで、切削している部位が骨なのか歯根なのかをハッキリと確認できる。

　まず、フラップを十分挙上した状態で、低倍率で歯冠の位置などを参考に歯根や病変がどの位置に存在するかを確認する。必要に応じて肉眼で確認する場合もある。事前にCBCT上で歯頸部からの根尖や病変までの距離を測っておき、術中はポケット探針などを利用して根尖部の位置を推定する（CBCTの3次元構成画像上で確認・比較する場合は、実際と同じ近心側からの視線とする必要がある）。

　次いで、根尖と推定した位置を含んだ領域で、皮質骨を近遠心的に3mm程度、走査（スキャン）するように切削し、CBCTで確認した深さまで切削していく。病変もしくは歯根に到達したら想定した大きさに拡げていく。

　もし、切削しても病変が出てこない場合は、再度位置を確認して近心か遠心に切削範囲を広げていく。あるいは切削部を再確認して探索する。この方法は、やみくもに行うよりも病変に到達しやすく、骨への侵襲も少ない（**症例2**）。

　インプラントのサージカルガイドステントと同様に、事前に骨窩洞形成部位がわかるサージカルステントを作製しておき、骨窩洞形成を行う方法もある（図26）。

症例2

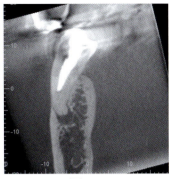

図⑳ 患歯は5⏌。根管が石灰化および根尖部の湾曲によって、非外科では治療困難と判断し、逆根管治療で対応することとした。根尖病変は海綿骨内に限局し、皮質骨の開窓はなかった。

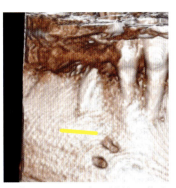

図㉑ CBCT 3次元構築画像上に皮質骨の切削位置と範囲を黄色で示す

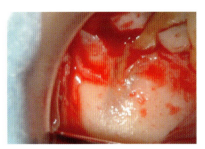

図㉒ フラップを形成すると、歯根中央部は薄くなった皮質骨に覆われているのが確認できた。根尖部は厚い皮質骨に覆われているため、根尖病変の位置は明確ではない

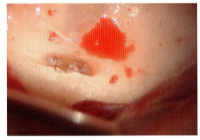

図㉓ CBCT画像から根尖部の垂直的な位置を推定し、3mm程度のラウンドバーを用いて削り込みを入れる。本症例では厚さ約2mmの皮質骨直下に骨欠損がみられるので、削り込む深さは2mm程度とした。すると、削り込みの一部に病変部の肉芽組織が確認できた

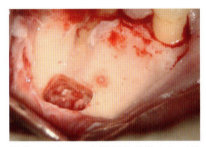

図㉔ 病変への穿孔部を基準にして骨窩洞を広げる。この症例では根尖切除も同時に行った

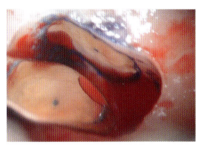

図㉕ ミラーなどの器具が入るのに必要最小限の骨窩洞形成を行った。メチレンブルーにて染色を行い、未処置の根管を発見した

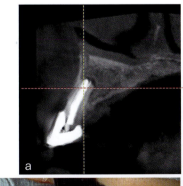

a

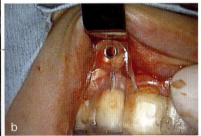

b

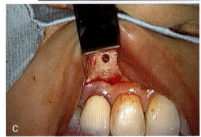

c

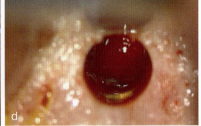

d

図㉖ アピカルパーフォレーションが生じており、逆根管治療の適応と診断、頬側には皮質骨がある。シムプラントガイドを作製し、フラップを挙上後装着し、骨窩洞形成を行った。直径4mmまで骨窩洞形成を行った（秋田県・港町歯科クリニック、佐藤暢也先生のご厚意による）

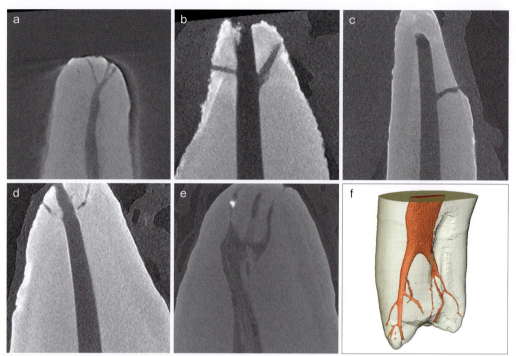

図㉗ マイクロCTで根尖部を観察すると根尖分岐・側枝が多様な形態をしていることがわかる。a〜e：断面画像。f：3次元構築画像

根尖切除

「歯根端切除術」と保険病名がついているため、根尖切除が最も重要な処置であると思われがちであるが、実際にはそうではない。根尖を切除することで、根尖分岐や根尖付近の側枝に存在する細菌感染は除去できるが、主根管の死腔やイスムスに存在する細菌感染は除去されないで残る。これらは、逆根管形成にて除去される（p. 110、11. 逆根管窩洞形成と逆根管充塡を参照）。

1．根尖切除での倍率・使用器材

歯冠を視野に入れ、歯根軸を考えながら行う必要があるので、マイクロスコープの倍率は低倍率で行う。

根尖切除にも骨窩洞形成と同様、マイクロモーター用ストレートのハンドピースを用いる。

バーは直径1mmのラウンドバー、直径1mmのフィッシャーバー、シリンダータイプのダイヤモンドバー・カーボランダムポイントなどを用いる（図5）。

ラウンドバーで根尖部から削る場合、歯根切断面を平らにするために、最後にフィッシャーバーやカーボランダムポイントなどで切断面を整える。

細いフィッシャーバーで根尖を切断する場合、奥の歯槽骨を不必要に切削しないように注意する。

2．根尖切除のポイント

根尖切除のポイントは以下の4点である。

①切除量

通常3mmを基準として決定するが、症例によって多少調整する場合がある。

まず、3mmという基準は根尖分岐・根尖側枝の9割以上が根尖3mm以内に存在するというデータに起因している[1]。しかしながら側枝の位置に限って論文検索を行うと、根尖3mm以内では7割程度と報告されている（根管の解剖の章を参照）（**図27**）[2]。

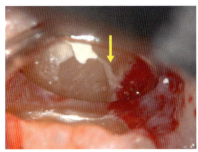

図㉘ 逆根管充填後、切断面の研磨を行うと、切断面に側枝が発見された（黄矢印）

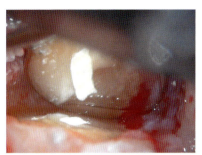

図㉙ 側枝が消失するまで追加で切除を行った

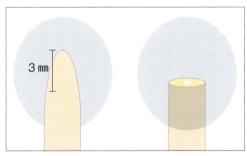

図㉚ 病変が大きい場合、根尖を切除した後に歯根表面のセメント質（グレーのエリア）はデブライドメントを行う

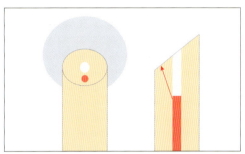

図㉛ 以前は赤いエリアに象牙細管経由での漏洩があると考えられていた（現在はほぼ影響がないと考えられている）

　根中央部付近に側枝が存在する場合、切除ではなく、側枝の逆根管形成・充填を行い対応する。側枝開口部には骨欠損が存在するので、病変の位置や歯根の形態から側枝の有無・位置を術前に想定しておく必要がある。

　根尖切除後、切断面に側枝が発見された場合、歯根長が十分あればさらに根尖を切除する（**図28、29**）。

　歯根長が短かったり、長いメタルポストのために追加の切除ができなければ、側枝に対する逆根管形成・充填が可能かを検討する。

　病変が大きい場合、病変に含まれる歯根部をすべて切除する必要はない。ただし、歯根表面のセメント質が汚染されている可能性を考え、歯根表面のデブライドメントの必要性を検討する。汚染が疑われるセメント質は、短針や手用スケーラー、超音波チップを用いて象牙質から剥離する（**図30**）。

②ベベル

　切除時にベベルを付けたほうが根管を観察しやすいため、トラディショナルな歯根端切除術では45°程度のベベルを付与して根尖切除を行っていた。

　しかし、ベベルを付与することで舌側の切除が不十分になってしまったり、逆根管形成の方向を誤ったりという問題が発生する。

　1980年代後半〜1990年代には、ベベル角の増加と根尖部のマイクロリーケージの増加に相関があるとの報告が多くなされた[3〜5]。ベベルを付与して切除することで、露出する象牙細管が増加し、象牙細管経由の細菌漏洩が起きるためと考えられていた（**図31**）。しかし、近年の研究においてはベベル角による影響はそれほど大きくないとされている[6,7]。症例によってはベベルを付けざるを得ない場合もあるが、臨床上、それほど心配することはないようである。

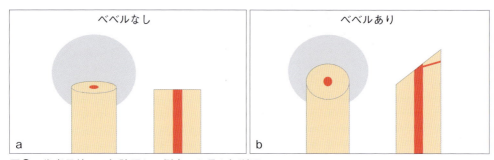

図㉜　術者目線での切除面と、側方から見た切断面
ベベル角が大きいと舌側・口蓋側の分岐側枝が残ったり、逆根管形成の方向を誤ったりしやすい

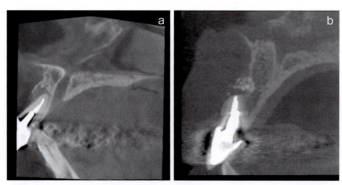

図㉝　CBCT画像で歯軸の傾きを把握しておくことで、切除方向を事前に確認できる。a：口蓋側へ傾斜している症例。b：あまり傾斜していない症例（既根切歯）

通常、前歯・小臼歯では極力ベベルを付与しないように根尖を切除する（図32）が、根尖性の歯根破折[8]、歯根吸収、側枝など、意図的にベベルを付与せざるをえない場合がある。上記の問題が発生しないように注意して処置を行えば、ベベルの有無自体が予後に大きな影響を与えることはない。臨床においてもベベル角にこだわるのではなく、側枝や根尖性の破折などの細菌感染除去という目的が達成されるのに必要十分な根尖切除を行うべきである。

歯根の軸が地面と平行になるように、ユニットの背板を少し起こすとベベルを付けずに切除しやすくなる（p.52、6．逆根管治療を行うためのポジショニングとアシスタントワーク参照）。

CBCT頰舌断面画像で歯軸の傾きを把握しておくことで、切除方向を事前に確認できる（図33）。

また、CBCT水平断面画像を確認することで、根尖切除後の切断面の形態を推測できるようになった。これにより、ベベルを付けて切除しても舌側・口蓋側の根管の見逃しを防止できる。しかし、狭窄した根管やイスムス・フィンといった薄い空間はCBCTでは検出されないので、根管形態から存在を推測しておく必要がある（図34）。

大臼歯部では、直視直達を優先するために意図的にベベルを付与する場合がある。この際、口蓋側・舌側の見逃した根管の有無を術前のCTで確認し、頰側は多く切除し、口蓋側・舌側の根管を明瞭に視認できるように切除する（図34、症例3）。

③切り残しがないように

根尖切除が不十分だと象牙細管の露出面積が多くなり、側枝の取り残しなどが起きるので望まし

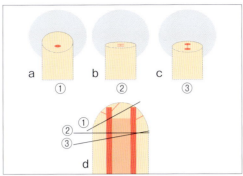

図❸ 第4根管とイスムスを有する上顎第1大臼歯
①ベベルを付けた不十分な切除では口蓋根管の見落としが起きる
②ベベルを付けずに切除すると口蓋根管・イスムスの直視が困難である
③少しベベルを付けて十分切除することで、口蓋根管・イスムスの直視が可能となる

症例3

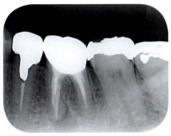

図❸ 患歯は⎯6｡根管治療を行ったが、再発したため、逆根管治療を行った

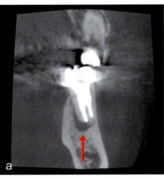

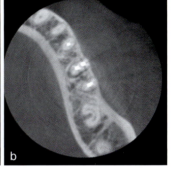

図❸ CBCT画像で骨欠損が舌側に拡がっていることがわかる（赤矢印）。歯根切除を行う位置での水平断面画像、イスムスは確認できない

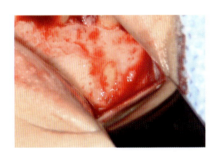

図❸ 頰側の皮質骨の存在はCBCT画像ではわからなかったが、フラップを挙上すると、根尖付近の歯根が観察できた

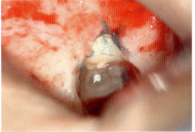

図❸ ベベルを少し付与して根尖切除を行うことで、舌側の根管およびイスムスが直視で確認できた

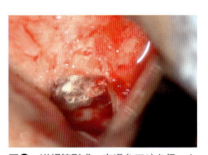

図❸ 逆根管形成・充塡(MTA)を行った

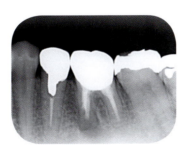

図❹ 逆根管治療後のデンタルX線写真

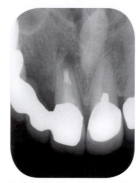

図㊶ 歯根の遠心部が切り残されている

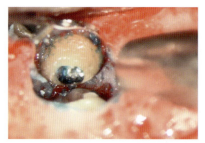

図㊷ ミラーを窩洞の入口付近に置き、歯根切断面の頰側を確認している

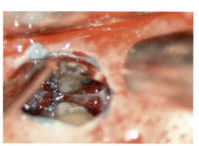

図㊸ 歯根切断面の口蓋側を確認。ミラーは骨窩洞の奥に入れて観察する

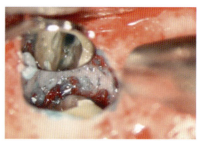

図㊹ 切断面の近心(図の左側)を確認。骨窩洞の中に入れたミラーの角度を調整して、近心を観察する。遠心も同様に観察する。骨窩洞内での歯根切断面の確認の仕方。ミラーの角度を変えて歯根切断面全周を観察する

くない（図41）。歯根の断面をミラーで観察し、歯根膜腔が全周追えることを確認する。切断面が全周確認できない場合、切り残しがあることを疑う（図42～44）。

小臼歯・大臼歯で口蓋側・舌側の根管が出てこない場合、舌側の切除が不十分であることを疑う。

④逆根管充塡のスペースを考慮

逆根管充塡は、封鎖性の向上のために3mm以上の深さが望ましいとされている（p.110、11.逆根管窩洞形成と逆根管充塡を参照）。そのため、根尖からポストの先端までの距離を事前に測定しておく。

その距離が6mm以上ある場合には、3mm根尖切除、3mm逆根管充塡が可能である（図45）。6mm未満の場合、逆根管充塡の深さを優先し、切除量を短くする（図46）。その場合は、側枝の有無を慎重に確認する必要がある。

まとめ

必要十分な骨窩洞形成・根尖切除を行うことで、その後の処置が容易となり、逆根管治療の質の向上に繋がる。そのためには、術前のデンタルX線写真・CBCT画像を頭の中で立体的にイメージすることが大切である。フラップを開けた際の、実際の歯槽骨の状態、皮質骨の有無、根尖の位置、病変の大きさなど、思い描いたイメージといかに擦り合わせられるかが重要となる。ただし、想定と違う場合にも臨機応変に対応できるように、骨窩洞形成の目的・根尖切除の目的をしっかりと理解し、症例ごとに適切な大きさの骨窩洞形成、適切な量の根尖切除を施行できるように努めていただきたい。

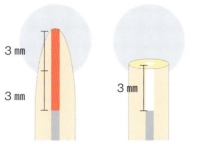

図㊺ 3mm根尖切除・3mm逆根管充填が理想である

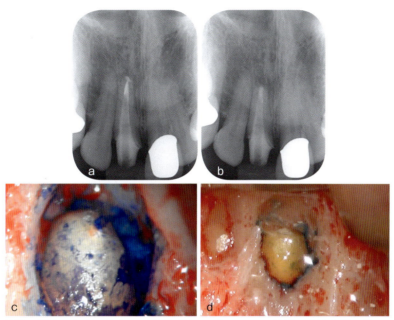

図㊻ 根尖からポストまでの距離が短かったので、1mm程度の根尖切除に留め、逆根管充填のスペースを確保した。a：術前デンタル。b：術直後デンタル。c：根尖切除前。d：根尖切除後

【参考文献】
1) S Kim: color atlas of microsurgery in endodontics. Saunders, 2000: 90.
2) CG Adorno, T Yoshioka, H Suda: Incidence of accessory canals in Japanese anterior maxillary teeth following root canal filling ex vivo. Int Endod J, 43: 370-376, 2010.
3) B G Tidmarsh, G Arrowsmith: Dentinal tubules at the root ends of apicected teeth: a scanning electron microscopic study. Int Endod J, 22: 184-189, 1989.
4) PA Gilheany, D Figdor, MJ Tyas: Apical dentin permeability and microleakage associated with root end resection and retrograde filling. J Endod, 20: 22-26, 1994.
5) M Gagliani S Taschieri, R Molinari: Ultrasonic root end preparation: influence of cutting angle on the apical seal. J Endod, 24: 726-730, 1998.
6) H Garip, Y Garip, H Orucoglu, S Hatipoglu: Effect of the angle of apical resection on apical leakage measured with a computerized filtration device. Oral Surg Oral Med Oral Pathol Oral Radiol. Endod, 111: e50-e55, 2011.
7) LK Post, FG Lima, CB Xavier, FF Demarco, MG Oliveira: Sealing ability of MTA and amalgam in different root-end preparations and resection bevel angles: an in vitro evaluation using marginal dye lealage. Braz Dent J, 21: 416-419, 2010.
8) SG Floratos, SI Kratchman: Surgical management of vertical root fractures for posterior teeth: report of four cases. J Endod, 38: 550-555, 2012.

11

逆根管窩洞形成と逆根管充塡

須藤 享 Susumu SUDO （宮城県・医療法人南光台歯科医院）

　外科的根管治療における感染源除去の最後の段階が、逆根管窩洞形成である。ただし、逆根管窩洞形成ですべての感染源を除去することは困難である。そこで、歯冠側に残存した感染源のコロナルリーケージに対するバリアとして、また象牙細管内に残存している細菌を封じ込めておくために、逆根管充塡を行う必要がある。逆根管窩洞形成は、逆根管充塡のためのスペースを作る工程でもある。本稿では、逆根管窩洞形成における注意点と拡大方法、逆根管充塡の材料とその方法について述べていく。

逆根管窩洞形成の目的

　逆根管窩洞形成の目的は、可及的な根管内の感染源除去と、その後の逆根管充塡のためのスペースを作ることである。しかし、旧来の外科的根管治療では、この点を軽視していた。根尖病変の除去と根尖を切除するのみで、逆根管窩洞形成および逆根管充塡が行われていなかった。また、行われていたとしても不十分であった。

　図1は、数年前に総合病院の口腔外科で4|の外科的根管治療を受けたが、根尖病変が治癒しなかった症例の術前デンタルX線写真である。切断面の汚染が予想されたため、外科的根管治療を行った。なお、5|は歯根破折のため、術前に抜歯を行った。歯肉弁形成後に肉芽を除去して根尖を観察したところ、切断面に黒色の歯石様の汚れが付着していることを認めた。また、充塡されていたガッタパーチャポイントと根管壁の間にも黒い汚れを認めた（図2）。ベベルを修正するように根尖をさらに切除し、逆根管窩洞形成ののち、プロルートMTA（タルサ：デンツプライ三金）にて逆根管充塡を行った（図3）。

　4|の治癒は良好である。6|は再根管治療を行ったものの、根管の石灰化により穿通を果たせなかった。将来的には6|の外科的根管治療も必要となる可能性がある（図4）。

　本症例のように、根管内の感染源除去と封入がなされなければ、根尖の切除だけ行ったとしても治癒するはずはない。「大きな根尖病変＝歯根嚢胞」という診断のもと、嚢胞摘出を主要な目的とし、歯根端切除はついでに行ったようなものなのかもしれない。もしかすると、歯根端切除を行わずとも、再根管治療で治癒した可能性もあろう。

　根管治療の目的は、非外科的・外科的にかかわらず、「感染源の除去・封じ込め」である。次に、その目的を果たすための一過程である逆根管窩洞形成について、注意点と方法を述べていく。

根尖部切断面の観察

　根尖の切除を行った後、逆根管窩洞形成の前に切断面の観察を行う。その際、可能な限り直視で観察を行えるようにする。患者のポジショニングを工夫するだけでなく、とりわけ大臼歯部ではベベルを便宜的に付与する（歯根軸に直角に根尖切除を行うのではなく、若干斜めに角度をつけ、切断面が見えるようにする）ことも必要である。すべてを直視で観察することは困難であるため、表面反射のマイクロミラーを用いることも必要となる。YDMのマイクロミラー（図5）は、円形と

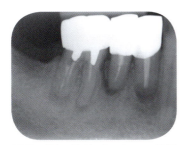
図❶ 4̲の術前デンタルX線写真。5̲は遠心にセメント質剥離を認めた

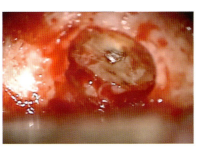
図❷ 肉芽除去後、根尖部に黒色の歯石様物質を認めた。根管にも黒い汚れを認めた

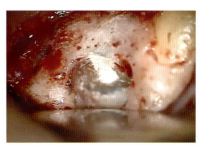
図❸ 切断面を研磨、逆根管窩洞形成し、MTAにて逆根管充塡

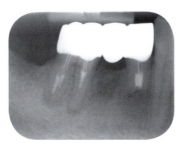
図❹ 術後1年2ヵ月。治癒は良好である

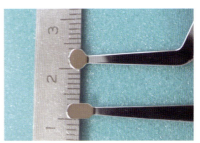
図❺ マイクロミラー（YDM）。円形が直径約4mm、長円形は幅約3mm。円形のほうは、マイクロハンドルの軸方向に対して60°程度のアングルがついている

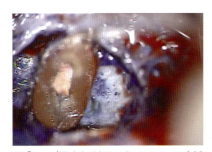
図❻ 2̲根尖切断面に認められた破折線。メチレンブルーで染色することで、破折線が明瞭になる

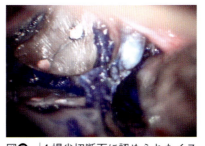
図❼ 4̲根尖切断面に認められたイスムス

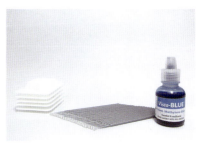
図❽ ヴィスタブルー（モリムラ）

長円形の2種類ある。マイクロハンドルに取り付けて使用する。海外製品よりも比較的安価である。長円形のほうが幅が狭く、奥行きがあるため、骨窩洞を必要以上に大きくしなくても観察できる。表面が汚れた場合、ガーゼで強くこすると表面に傷がついて視認不良となるため、脱脂綿で清拭する。

1. 歯根破折やイスムスなどの有無

メチレンブルーで根尖部を染色し、歯根破折やイスムス、フィンの有無を確認する。マイクロスコープ下で歯根破折を観察した研究で、メチレンブルー染色により有意に破折線の視認が向上するとの報告がある[1]。メチレンブルーは軽く塗るだけでなく、切断面に擦り込むようにしっかり染色する。また、染色後、生理食塩水での洗浄をしっかり行わないと、残余したメチレンブルーが邪魔になる（図6、7）。

モリムラより「ヴィスタブルー」という1％

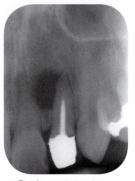

図❾ |2の術前デンタルX線写真。根尖近心に透過像を認める。側枝も見える

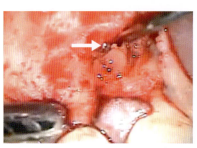

図❿ 肉芽とエキスカベーターの間に剥離した汚染セメント質が見える(矢印)

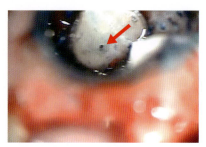

図⓫ 汚染セメント質除去後に、歯根近心の口蓋側寄りに開口した側枝を認めた。これよりも口蓋側に位置すると、拡大や充填操作が難しくなる

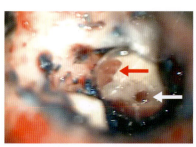

図⓬ 根尖（赤矢印）と側枝（白矢印）の逆根管窩洞形成後

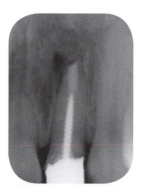

図⓭ 術後3年半。骨内に透過像は残っているが、歯根周辺の歯槽硬線は連続している。側枝が充填されているのがわかる

メチレンブルー水溶液が販売されている（図8）。メチレンブルーの試薬よりも入手しやすく、ボトルタイプで液の採取も容易である。

2．側枝の有無

側枝は、切断面というよりは病変内に露出した歯根面を確認することになる。これもメチレンブルーを用いることで、よりはっきりと確認することができる。術前のデンタルX線写真やCBCT画像から側枝の方向はある程度予想できるが、症例によっては、側枝が口蓋側、舌側に位置し、確認が困難となることもある。

汚染セメント質を剥離すると側枝や歯根破折が見つかるという症例もある。表面が粗造であり、探針やエキスカベーターで引っ掻くと剥がれるようなセメント質は感染源とみなし、除去する必要がある（図9〜13）。

3．根管の切断面における位置と根管壁の厚み

根管は必ずしも切断面の中央に位置しているわけではない。事前にCBCT画像で予想できるだろうが、処置済みの根管が扁平な根の端に偏っている場合、未処置根管やイスムス、フィンの存在を疑う（図14〜16）。また、中央部がくぼんだ扁平根や、内湾側に偏心した根管では、周囲歯質の厚みが一定ではない。根管なりに拡大を行うと、かなり菲薄な部分ができてしまう。できるだけ歯根中央寄りに拡大を行い、歯根切断面に対して相

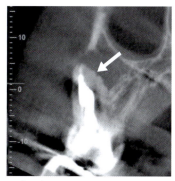
図⓮ 6のCBCT像。近心頬側根の矢状断面像を見ると、根が扁平でMBが頬側に寄っており、MB2の存在が強く疑われる(矢印)

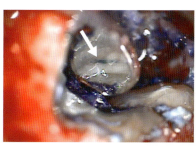
図⓯ 近心頬側根の根尖切断面にMB2とイスムスを認めた（矢印）

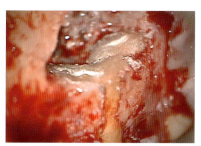
図⓰ MTAによる逆根管充填後。手前が近心頬側根、奥が遠心頬側根

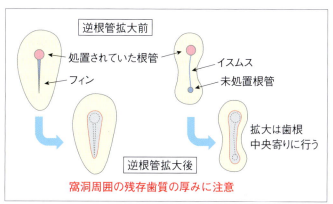
図⓱ 逆根管窩洞形成後の窩洞形態。根管なりに拡大を行うと菲薄な部分ができてしまうため、拡大は歯根中央寄りに行う

似形の窩洞形成を行う（**図17**）。逆根管窩洞形成後にクラックが発生したという報告[2]もあるため、周囲の根管壁が菲薄な場合は、過剰切削に注意する必要がある。

レトロチップによる逆根管窩洞形成

逆根管窩洞形成には、超音波機器の逆根管窩洞形成用のレトロチップを用いる。逆根管窩洞形成にレトロチップと回転切削バーを用いた場合、レトロチップを使用したほうが有意に治癒率が高かったというメタ・アナリシスの結果が報告されている[3]。

レトロチップは各メーカーからさまざまなタイプが販売されている。エナック（長田電機工業）のチップ（**図18**）を例に示すと、ハンドピースの軸方向に対し、チップ先端が直角なもの（ST37L-90とR-90）と、チップの曲がりがなす面とチップ先端が平行なもの（ST37-90）がある。また、前者はシャンクの曲がりが左右別（LとR）になっている。基本的に、前者が臼歯部用、後者が前歯部用であるが、レトロチップの使用部位を硬直的に考える必要はなく、アクセスの方向や歯の植立方向などを考慮し、部位ごとに使いやすいチップを選択すればよい。

レトロチップには、表面加工が施されたものも

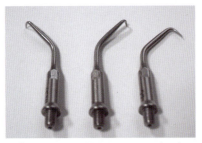
図⑱　エナック用レトロチップ。左から、ST37L-90、ST37R-90、ST37-90。LとRは軸に対して左右どちらに曲がっているかという意味であり、右用・左用というわけではない。使用部位は硬直的に考える必要はなく、使いやすいものを選択する

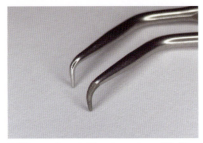
図⑲　エナック用レトロチップ先端。奥が表面加工なし、手前がダイヤモンドコーティングチップ。ダイヤモンドコーティングチップは受注生産

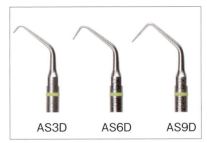
図⑳　スプラソンP-MAX 2（サテレック、白水貿易）用レトロチップ。先端が3㎜、6㎜、9㎜の長さのものが用意されている。このほかに、先端3㎜のLとRがある

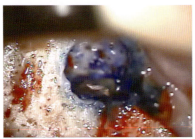
図㉑　根尖切断面の観察。根管のガッタパーチャポイントが確認できるが、奥行きがよくわからない

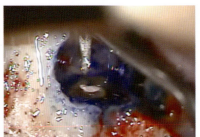
図㉒　骨窩洞内に生理食塩水を満たすと、水の屈折により切断面の奥行きが見え、レトロチップを根管に誘導しやすくなる

あり、ブラスト処理などで表面が塑造になっているタイプと、ダイヤモンドコーティングされたものがある。表面加工がないものに比べて切削効率が上がるため、治療時間短縮に寄与する。ただし、切削効率が上がることで過剰切削に繋がるおそれもあるため、チップの位置と方向、超音波機器の出力調整に注意する必要がある（図19）。

レトロチップ先端の長さは約3㎜のものが多いが、6㎜と9㎜が用意されているものもある（図20）。より深くまで拡大を行いたい場合は有効である。ただし、先端の長いレトロチップを用いるには、挿入できる大きさの骨窩洞が必要になる。先端が長い分、少し角度がついただけで、先端の変位が3㎜に比べて2〜3倍になるため、過剰切削に十分注意する必要がある。

MTA（Mineral Trioxide Aggregate）を逆根管充塡材料として用いる場合、逆根管窩洞の深さを最低でも3㎜は確保すべきである。MTAを用いた逆根管充塡の窩洞深さと漏洩の関係を調べた研究では、逆根管充塡1㎜ではすべての試料で漏洩を認めたが、2㎜以上では試料の40％程度の漏洩に留まった。また、4㎜以上では7％まで漏洩を抑えられたとの報告がある[4]。

レトロチップ先端を根管に当てる際に奥行きがよくわからない場合、骨窩洞内に生理食塩水を満たすと、水の屈折により根管の位置が確認しやすくなる（図21、22）。やみくもにチップを当てると、誤った位置・方向への切削に繋がる。よくわからない場合は、ポジショニングを工夫したり、便宜的に歯根切断面にベベルを付与するなど、根

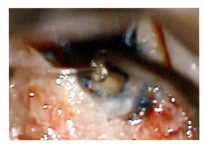
図❷ シリンジ注水がレトロチップ先端部分に確実に当たっていることを確認しながら処置を進める

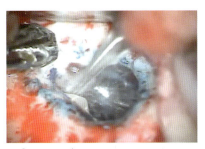
図❷ ピエゾンマスターサージェリー（EMS）のレトロチップを用いた逆根管窩洞形成。自動注水が確実に先端部分に到達している。ただし、このレトロチップは左右別のチップがなく、数回の使用で折れることがある。左右別の追加と耐久性の向上を期待したい

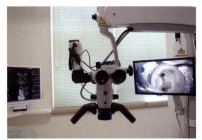
図❷ アシスタント用のモニター。写真は通常の根管治療時

管を確認できるようにしてから拡大を行うべきである。

逆根管窩洞形成時のアシスタントワーク

　逆根管窩洞形成時もアシスタントワークが重要となる。まずは術野の視認性確保である。出血により根尖切断面が確認困難とならないよう、生理食塩水による洗浄と骨窩洞周囲の血液の吸引をまめに行う。水の屈折を利用して根管を確認できるように骨窩洞内に生理食塩水を満たす場合も、血液による濁りがあれば視認できなくなる。

　拡大時の切削片の洗浄とレトロチップの冷却も、アシスタントのシリンジ注水により行う。レトロチップ先端部分にシリンジ注水を確実に当てることが重要である。弱い水流では、チップの振動で弾かれてしまい、十分な洗浄とならない。アシスタントのシリンジ注水がきちんと当たっていなければ、術者はアシスタントに修正指示を出さなければならない。

　逆根管窩洞形成時の摩擦熱は、歯根のクラック発生のリスクとなるため、十分な注水で冷却を行うことが必要となる。機器によっては、自動の内部注水に滅菌生理食塩水を用いることができる。これによりアシスタントワークの良否によらず、洗浄・冷却を確実に行える。ただし、レトロチップ先端に確実に注水されていることを確認しつつ処置を行うことが前提であり、必要に応じてアシスタントによるシリンジ注水も併用すべきである（**図23、24**）。

　レトロチップ先端だけでなく、チップ接続部も発熱する。チップを振動させる前に術者自身が注意しておくことはもちろんだが、処置中は拡大視野に集中してしまうため、アシスタントにはレトロチップや接続部が軟組織に触れていないかも確認させておく必要がある。

　アシスタント用のモニターは用意したい。アシスタントがすべてを直視で確認するのは難しい。術者のマイクロ画像をモニターできれば、アシスタントにとって大きな助けとなる（**図25**）。

逆根管窩洞形成後の処置

　逆根管窩洞形成終了後、逆根管窩洞内の確認を行い、チップの届く範囲に根管充填材や汚れが残っていないかを確認する。根管壁にガッタパーチャポイントなどが貼り付くように残っている場合、レトロチップですべて除去しようとしすぎると過剰切削に繋がる。レトロチップがダイヤモンドコーティングされている場合、チップを振動させずにガッタパーチャポイントなどを引っ掛けるように掻き出すことで除去できる場合もある。また、無理に除去しようとせず、充填時に用いるプ

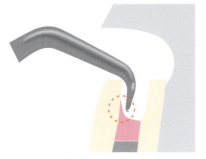
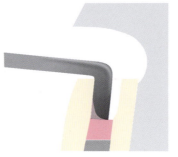
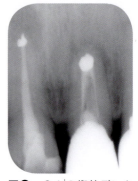

赤円部分にガッタパーチャポイントが残ることがある

根管壁に残ったガッタパーチャポイントをプラガーで歯冠側に押し込む

図❷ 根管壁に残ったガッタパーチャポイントをプラガーで歯冠側に押し込む

図❷ 2|1の術前デンタルX線写真

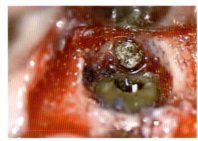
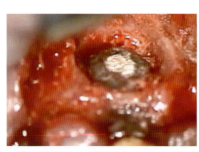
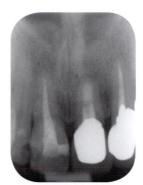

図❷ 根尖に充塡されていたアマルガム。探針で簡単に取れてきた

図❷ 逆根管窩洞形成とMTAによる逆根管充塡

図❸ 術後1年半。治癒は良好である

ラガーにて歯冠側に押し込んで対応することも可能である（図26）。

逆根管充塡の目的

逆根管窩洞形成の目的が、感染源の可及的除去と逆根管充塡のためのスペース作りであることは前で述べた。では、逆根管充塡はどういう目的で行うのか。

外科的根管治療は通常の根管治療で対応困難なケースに対して行われる。しかし、根尖切除と逆根管窩洞形成ですべての感染源が除去できるわけではなく、逆根管窩洞形成された部分よりも歯冠側に感染源が残存している可能性がある。そのため、逆根管充塡は歯冠側に残存した感染源からの根尖方向への漏洩防止を目的として行われる。

図27は、総合病院の口腔外科で外科的根管治療を受けたものの、再発した症例である。根尖にはアマルガムが充塡されていた。追加の根尖切除は切断面の研磨程度にとどめ、アマルガムを除去し、MTAで逆根管充塡しなおした。術後の経過は良好である（図28〜30）。このように、ただ逆根管充塡したからといって、感染源の漏洩防止が果たされなければ治癒しない。逆根管充塡材料には、封鎖性と生体安定性が求められる。アマルガムのような、封鎖性に乏しく、生体安定性に欠ける材料を用いるべきではない。封鎖性は長期間維持されることが必要であり、非吸収かつ長期寸法安定性が求められる。また、操作性も重要な要素となる。操作性が悪ければ、充塡時の欠陥発生リスクが高まる。

逆根管充塡材料

逆根管充塡に用いる材料として、保険適用内のものとして、接着性レジンと強化型酸化亜鉛ユー

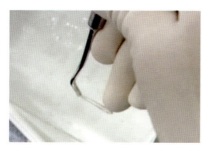
図㉛ 練和した強化型ユージノールセメントを棒状に伸ばす。適量を切断し、平頭充塡器先端に付着させる

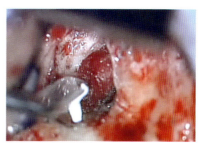
図㉜ 砲弾状に賦形した強化型ユージノールセメントを根管に運ぶ。さらにプラガーで歯冠側に圧入する

ジノールセメント、保険適用外のものとして、MTAが挙げられる。

1．Mineral Trioxide Aggregate（MTA）

MTAは良好な生体親和性と高い封鎖性、さらに硬組織誘導能をもち、その有用性と汎用性の高さからさまざまな用途で用いられている。覆髄材としては薬事承認を得ているが、逆根管充塡材料としては保険適用外であり、保険請求できない。使用に際しては、文書にて説明のうえ、患者の同意を得ることが必要である。

MTAを逆根管充塡で用いる際の大きなメリットは、血液や生理食塩水が少々混じっても硬化や封鎖性にほぼ問題がないことである。血液の混入により、7日後の打ち抜き強度が未混入よりも低いとの報告があるが、未混入に対して7割以上の強度が確保されている[5]。漏洩試験でも、血液と生理食塩水の混入は、未混入に対して有意差はない。ただし、唾液の混入により、漏洩が有意に増加するとの報告がある[6]。他の充塡材料に比べ、血液や生理食塩水の影響を受けにくいということは、逆根管充塡という特殊環境では大きなメリットとなる。充塡時に止血・乾燥しておくことは重要であるが、まったくの乾燥状態を維持し続けることはなかなか難しい。

ただし、MTAは操作性にやや難点がある。プロルートMTAの場合、メーカー指示の混水比は、セメント粉末1gに対し精製水0.33mLであり、この通りだと練和泥が緩すぎて非常に操作しにくい。逆根管充塡に限らず、操作性を確保するためには若干混水比を下げて硬練りにすることが必要と思われる。実際、混水比を下げて漏洩実験や溶解試験を行っている論文があり、硬化や漏洩に問題がないことが示されている[7,8]。

2．強化型酸化亜鉛ユージノールセメント

強化型酸化亜鉛ユージノールセメント（スーパーEBAセメント：ボスワース）は、MTAよりも古くから使用され、臨床成績も良好な材料である[9]。セメントは速硬性で賦形性も高く、充塡操作は比較的容易である。充塡面を研磨することで歯質との適合性がよくなるとの報告があるため[10]、充塡後はカーボランダムポイントNo.44（松風）などで根尖部の研磨を行う。

充塡操作は容易であるが、セメント練和には少々熟練を要する。練和にはガラス練板を用い、粉末適量と液を1滴出す。少量の液に対し、粉末を少しずつ練和させ、かなり硬練りな状態（ペーストタイプのコンポジットレジンよりも少し硬い程度）となるまで粉末を足していく。練和泥を棒状に伸ばしてから2mm程度の長さに切断し、平頭充塡器の先に付着させ、砲弾状となるよう賦形する。セメントの準備はアシスタントワークとなるため、練和をしっかり練習しておくことを勧める（図31、32）。

3．接着性レジンおよびレジンセメント

接着性レジンおよびレジンセメントは、その歯質接着性による封鎖を期待して用いられる。接着性レジンは、MTAや強化型酸化亜鉛ユージノールセメントと同様に、逆根管窩洞形成を行ってか

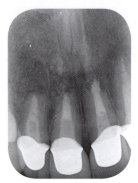
図㉝ 1̲の術前デンタルX線写真。他院にて外科的根管治療を行ったが再発。根尖部切断面から不透過物が盛り上がっているように見える（吉岡隆知先生提供）

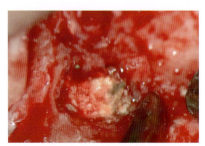
図㉞ 歯肉剥離したところ、根尖部にプラーク状の汚れが付着していた

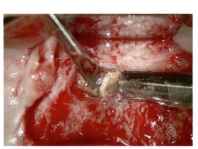
図㉟ 根尖部に充塡されていたレジンは、エキスカベーターで簡単に除去できた

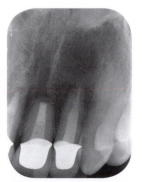
図㊱ 術後4年。スーパーEBAセメントで逆根管充塡を行っている。治癒は良好である

ら充塡処置を行う。レジンセメントであるスーパーボンド（サンメディカル）は、逆根管窩洞形成を行わず、根尖部切断面をラウンドバーで皿状に陥凹させ、切断面全体を被覆するように塗布する。確実に接着させるためには、接着面が十分乾燥していることが必要となるが、果たして、逆根管充塡操作中に被着面の十分な乾燥が担保できるであろうか？　逆根管充塡時は、通常の口腔内での接着操作よりも乾燥状態の保持が困難である。血液などのコンタミネーションなしに充塡することは非常に困難である。以前に行われた外科的根管治療のリエントリー時に、接着性レジンが浮いてしまっているのを認めることもある（図33～36）。

スーパーボンドによる逆根管充塡の症例報告もある[11]が、報告数が少なく、予後は半年程度と短期間である。MTAや強化型ユージノールセメントに比べ、比較評価研究が不十分であり、エビデンスが低い。逆根管充塡材料としてMTAと接着性コンポジットレジン（Retroplast；Retroplast Trading, Rorvig, Denmark）を用いた5年予後の比較では、MTAのほうが有意に良好な治療成績であったとの報告がある[12]。普段の臨床で慣れ親しんだ使いやすい材料であるものの、残念ながら逆根管充塡材料としては信頼性の高い材料とは言い難い。

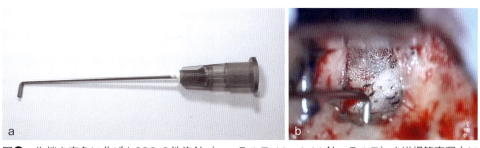

図㊲　先端を直角に曲げた22Gの洗浄針（a：テルモノンベベル針、テルモ）を逆根管窩洞内に挿入し、エアブローにて乾燥。b：骨窩洞奥にボスミンを含ませた綿球が見える

逆根管充填操作

ここでは、MTAを充填材料として用いることを想定し、逆根管充填操作の手順を示す。

1. 骨窩洞および逆根管窩洞の清掃

逆根管窩洞形成時に、根管内のガッタパーチャポイントなどが周囲に飛散する。充填操作を行う前によく洗浄し、感染源となり得る削片を残さないよう注意する。窩洞内だけでなく歯肉弁や骨膜にも削片が絡まっていることもあるため、術野全体を確認することが重要である。骨窩洞の奥行きが深い場合は、あらかじめ骨窩洞内に綿球を詰めておくと削片を除去しやすい。

2. 止血操作

アシスタントがMTAの準備をしている間に、十分止血をしておく。MTAは血液が少しくらい混じっても問題はないが、もちろん極力混入させないことが前提である。削片などをしっかり洗浄してから、ボスミン外用液0.1％（第一三共）を含ませた綿球を骨窩洞内に詰めておく。綿球は何個用いたかをアシスタントとともに数え、除去した際に綿球が使用した個数分あるかを確認する。また、骨窩洞内だけでなく、周囲骨面や軟組織からの出血に対しては生理食塩水やボスミンに浸したガーゼで圧迫し、可及的に止血しておく。

3. 逆根管窩洞の乾燥

逆根管充填前に、逆根管窩洞内を乾燥させる。MTAは、メーカー指示よりも硬練りにして使用するため、窩洞内に残った血液や生理食塩水が少しくらい混入したとしても問題はない[5, 6]。強化型酸化亜鉛ユージノールセメントや接着性レジンを用いる場合は、水分の混入により封鎖性が低下する恐れがあるため、確実に乾燥させることが重要となる。

窩洞内を確実に乾燥させるため、洗浄針を用いて行う。3wayシリンジの先に22G程度の洗浄針（テルモノンベベル針：テルモ）を取り付け、先端から3mm程度の部分で直角に曲げる。先端を逆根管窩洞内に挿入し、エアブローを十分行ってしっかり乾燥させる（**図37**）。洗浄針が3wayシリンジに取り付けられない場合は、空の洗浄用シリンジの洗浄針を窩洞に挿入し、外からエアブローを行いながらシリンジ吸引することでも対応可能である。

4. セメント練和と充填

セメント練和は、滅菌ガラス練板を用いて行う。MTA粉末を適量取り出し、添付の精製水を用いて金属スパチュラで練和する。浸潤麻酔の注射液や、滅菌生理食塩水も使用可能である。滅菌水とエピネフリン添加リドカイン注射液と生理食塩水で練和したMTAの打ち抜き試験で、それぞれの強度に有意差はなかったとの報告がある[5]。

まずは、ごく少量の水に対して練和を始める。わずかに水が足されるだけで、練和泥のフローは著しく大きくなり、平頭充填器の先端に載せて賦形することが難しくなる。操作性を考えると、表面のツヤがなくなる程度の硬さとすることが適当かと思われる（**図38、39**）。水分が多いと、表

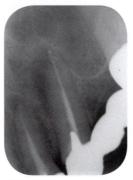
図❸ |2 3 の術前デンタルX線写真。私費補綴物を除去せず、外科的根管治療を行った

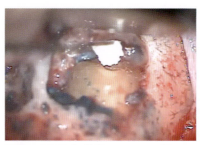
図❹ 平頭充塡器でMTAを運ぶ。MTAは、ツヤのない少しボソボソした感じである

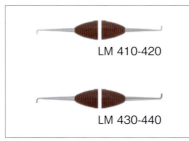
図❹ LMアペックスパッカー（LMインスツルメンツ：白水貿易）

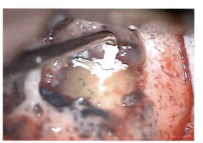
図❹ LMアペックスパッカーでMTAを逆根管窩洞に圧入する

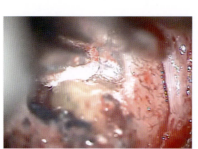
図❹ 余剰MTAを綿球で拭き取る。根尖周囲はエキスカベーターで掻き出す

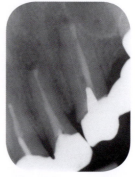
図❹ 術後1年。治癒は良好である

面に水分が浮いてツヤが出てくる。MTAの練和泥はすぐに乾燥してくるため、少しずつ練和と充塡を繰り返す。乾いてパサついてきた場合は、少し水を追加して練和しなおしても構わない。

平頭充塡器先端に練和泥を適量取り、可及的に砲弾状に賦形する。練和泥を逆根管窩洞に運び、逆根管充塡専用のプラガーで圧入する。LMアペックスパッカー（LMインスツルメント：白水貿易）は、両端のプラガーのサイズが大小の組み合わせとなっており、2本組で4種類の直径が選択できる（図40）。最初の圧入の際は、小さめの直径のプラガーを用い、逆根管窩洞の奥までしっかり挿入し、気泡を封入させないようゆっくり上下動させる。ある程度まで充塡が進んだところで

太い直径のプラガーに換え、セメント表面を均すように圧入を行う。2、3回充填操作を行えば充填は完了する。所要時間は数分である（**図41**）。

5. 余剰セメントの除去

　MTAは、強化型酸化亜鉛ユージノールセメントのようにすぐに硬化しないため、表面の研磨は行えない。したがって、余剰セメントは少し湿らせた綿球で拭き取って除去する。粗雑に拭き取ろうとすると充填面が陥凹してしまうので、丁寧に行うことが肝要である。綿球を湿らせすぎると、拭き取る際にMTAが流れてしまう。乾燥した綿球だと、MTAからさらに水分を吸収してしまい、硬化不良を引き起こす可能性がある。骨窩洞と根尖との隙間などに残存したMTAはエキスカベーターで掻き出して除去する。練和泥が根尖切断面や骨窩洞表面に多少残ったとしても、生体安定性と親和性の高い材料なので問題はない（**図42、43**）。

まとめ

　以上、現時点での標準ともいうべき逆根管窩洞形成と逆根管充填の注意点と材料および方法を述べてきた。使用器材と材料の進化に伴い術式も変遷してきた。今後も新しい技術の応用が試みられていくであろう。しかし、そこで忘れてはならないのは、逆根管窩洞形成と逆根管充填の目的である。常に、目的を果たせるか否かという観点から、自分の行っている処置の妥当性を検証していくことが大切である。

【参考文献】

1) 中野生和子, 他：歯根破折の診断におけるメチレンブルー染色の効果. 日歯内療誌, 28：16-19, 2007.
2) Rainwater A, Jeansonne BG, Sarkar N: Effects of ultrasonic root-end preparation on microcrack formation and leakage. J Endod, 26: 72-75, 2000.
3) von Arx T, Penarrocha M, Jensen S: Prognostic factors in apical surgery with rootend filling: a meta-analysis. J Endod, 36: 957-973, 2010.
4) Caroline R, A Valois, Edson D, Costa Jr.: Influence of the thickness of mineral trioxide aggregate on sealing ability of root-end fillings in vitro. Oral Surg Oral Med Oral Pathol Oral Radiol Endod, 97: 108-111, 2004.
5) Vanderweele RA, Schwartz SA, Beeson TJ: Effect of blood contamination on retention characteristics of MTA when mixed with different liquids. J Endod, 32: 421-424, 2006.
6) Montellano AM, Schwartz SA, Beeson TJ: Contamination of tooth-colored mineral trioxide aggregate used as a root-end filling material: a bacterial leakage study. J Endod, 32: 452-455, 2006.
7) Fridland M, Rosado R: Mineral trioxide aggregate (MTA) solubility and porosity with different water-to-powder ratios. J Endod, 29: 814-817, 2003.
8) Pelliccioni GA, Vellani CP, Gatto MR, Gandolfi MG, Marchetti C, Prati C: Proroot mineral trioxide aggregate cement used as a retrograde filling without addition of water: an in vitro evaluation of its microleakage. J Endod, 33: 1082-1085, 2007.
9) Li H, Zhai F, Zhang R, Hou B: Evaluation of microsurgery with SuperEBA as root-end filling material for treating post-treatment endodontic disease: a 2-year retrospective study. J Endod, 40: 345-350, 2014.
10) Fitzpatrick EL, Steiman R: Scanning electron microscopic evaluation of finishing techniques on IRM and EBA retrofillings. J Endod, 23: 423-427, 1997.
11) 菅谷 勉, 野口裕史, 長谷川有紀子, 田中裕子, 川浪雅光：歯根端切除時に4-META/MMA-TBBレジンをroot-end sealantとして用いた場合の臨床成績. 日歯内療誌, 45：64-67, 2002.
12) von Arx T, Hänni S, Jensen SS: 5-year results comparing mineral trioxide aggregate and adhesive resin composite for root-end sealing in apical surgery. J Endod, 40: 1077-1081, 2014.

Topics 1
外科的根管治療のやり直し症例

井澤常泰 Tsuneyasu IZAWA （東京都・井澤歯科医院）

外科的に根尖を処置された歯のやり直し治療について、再度外科的に治療すべきか、通法の再根管治療をすべきか議論されることがある。Kimは、古い術式の根尖外科処置のやり直しは、Microsurgeryの適応症であるとしているが[1]、再根管治療することで治癒したとの報告もある。

Resurgeryの成功率について、Petersonらは2001年に、1970〜1997年に発表された論文からのSystematic reviewを報告している[2]。それによると、術後1年の結果で35.7％が完全に治癒し、26.3％が不完全な治癒、38％が治癒しなかった。この時代の根尖外科処置はいわゆるTraditional surgeryで、バーで窩洞を形成し、アマルガムかIRMセメントで逆根管充填が行われていた。もちろん、マイクロスコープは使われていない。

Gaglianiらによる2005年の報告では[3]、1人の術者がルーペを使用し、超音波レトロチップで逆根管拡大、EBAセメントで逆根管充填したところ、59％が完全に治癒し、17％が不完全な治癒、23％は治癒しなかった。

Songらは2011年に、1人の術者がマイクロスコープを使用し、3mmの逆根管拡大を超音波レトロチップで行い、EBAまたはMTAで逆根管充填したところ、78.6％が完全に治癒し、16.7％が不完全な治癒、4.8％が治癒しなかったと報告している[4]。

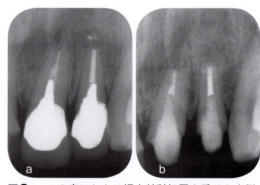

図❶　a：2度にわたり根尖外科処置を受けた症例。根尖は不完全な切除でイレギュラーな形態であることから、Resurgeryする。b：術後1年

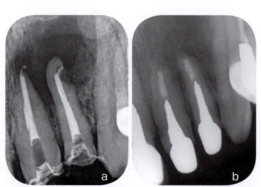

図❷　a：術前のデンタルX線写真。|2は歯根を切断途中で中断したのだろうか。|12を逆根管治療する。b：術後1年

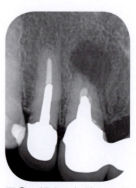

図❸　根尖を切除しただけの症例。根尖外科処置の失敗原因は、逆根管治療の不備にある

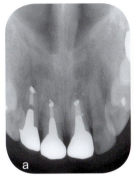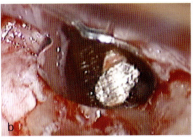

図❹　a：術前のデンタルX線写真。根尖にアマルガムが逆根管充塡されている。b：根管に正しく充塡されていないのがわかる

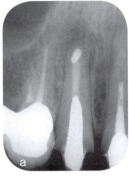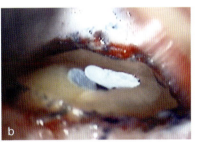

図❺　a：EBAセメントかと思われる逆根管充塡。b：歯根断面を色素で染色。青く染まった部分がガッタパーチャーポイントで、白い箇所が逆根管充塡材。まったく根管を封鎖していないのがわかる

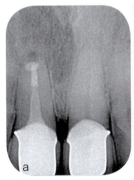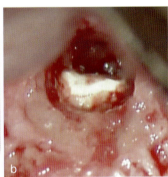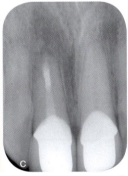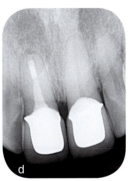

図❻　a、b：レジン系材料と思われる逆根管充塡。根管は逆根管拡大されておらず、断面に材料を盛り上げたままである。c：根管をレトロチップで逆根管拡大し、MTAにて逆根管充塡した。d：術後1年。逆根管治療とは、根管を拡大して緊密に根管充塡する根管治療である

　他方、外科的根尖処置の失敗症例を根管経由で治療し、MTAで根管充塡したPriv-Dozらの報告では成功率は87％であったとしている[5]。

症例

　図1～3は、根尖外科処置の失敗として扱われる症例だが、いずれも正しく治療されたわけではない。根尖は不十分に切除されており、切断部は非常にイレギュラーな形態であると思われる。このような症例を根管経由で治療するのは無理なのではないだろうか。

　図4～6は、逆根管充塡材が不正確に充塡された症例である。いずれもマイクロスコープ、レトロチップは使用されていないと思われる。

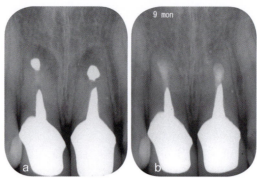

図❼　a：Traditional surgery の失敗は Resurgery の適応症である。b：根管をレトロチップで逆根管拡大し、MTAにて逆根管充塡して9ヵ月後

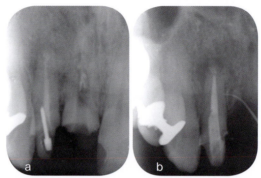

図❽　a：2|は以前、MTAにて逆根管充塡されている。b：瘻孔があり、通法の根管治療を行うも、瘻孔が再発する

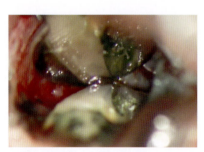

図❾　歯根断面を観察するとMTA（グレーのタイプ）は根管を封鎖していないのがわかる。オレンジ色に見えるのが根管

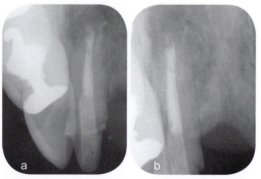

図❿　a：古いMTAを除去し、逆根管治療。b：3ヵ月後

　X線写真上でこのように丸く見える逆根管充塡は、決して根管を封鎖しておらず、逆根管充塡材が残存している根管は、通法の根管治療では治療できない。

　図7は、典型的な Traditional surgery。根管が拡大されておらず、アマルガムも根管を封鎖していない。Resurgery の適応症である。

　図8〜10は、MTAにて逆根管充塡されていたが、根管を封鎖していなかった症例。材料だけ最新でも技術が Traditional surgery では治癒するはずがない。通法の根管治療をするも治癒せず、Resurgery により対応した。

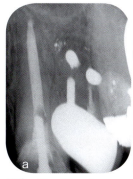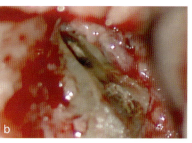

図⓫ Traditional surgery。イスムスが未処置のままアマルガムによる逆根管充填

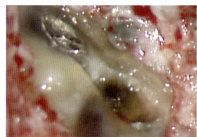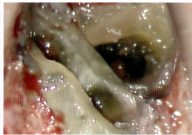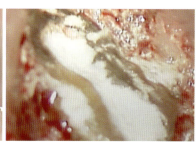

図⓬ アマルガムを除去し、イスムスとともに逆根管拡大。MTAにて逆根管充填する

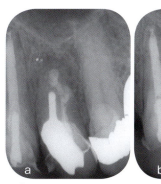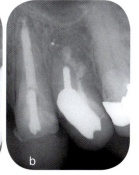

図⓭ a：術直後。b：3ヵ月後。経過は順調である

　図11〜13は、Traditional surgeryの失敗例。患歯は|4。フラップを開け、肉芽組織を搔爬すると、アマルガムの逆根管充填と未処置のイスムスが露出した。根管経由で再治療してもイスムスは治療できないのは明白である。アマルガムを除去し、根管とイスムスを逆根管治療する。

　図14〜17の患歯は|4。筆者がMTAを使い始めたころの症例。レトロチップで逆根管拡大してMTAにて逆根管充填を行ったが、当時はMTAの操作が下手で、逆根管充填が緊密にできなかった。経過は良好であったが、9年後に瘻孔が出現しResurgeryを行う。歯根破折を疑い、断面を色素で染めるも破折線はみられない。MTAは残存していたが、レトロチップで触れると簡単に除去できた。根管は可能な限り深く形成し、以前より硬いMTAで緊密に逆根管充填した。

　図18、19の患歯は|4。根尖に病変があるものの、補綴物を除去したくないとの希望で逆根管治療を行った。術後6ヵ月までは順調であったが、術後1年で瘻孔が出現。Resurgeryするも結果は芳しくなく抜歯することになった。抜歯後歯根を観察すると、口蓋側に破折線がみられた。

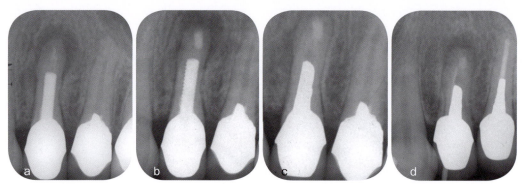

図⓮　a：術前。b：術直後。c：3年。d：9年後。経過良好であったが、9年目に瘻孔が出現

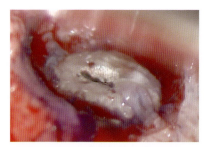

図⓯　歯根破折を疑うも、破折線はみられない。MTA（グレーのタイプ）は根管を封鎖しているように見える

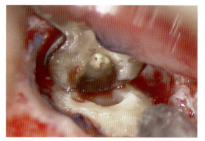

図⓰　MTAはレトロチップで簡単に除去できたため、MTAの混水比に問題があったのではと思われた。メタルポスト端まで窩洞形成し、硬めのMTAにて逆根管充填を行った

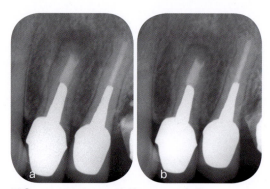

図⓱　a：Resurgery直後。b：1年後

　図20aは、術前のデンタルX線写真。2|1に逆根管治療を行った。図20bは、術後7年のデンタルX線写真。歯根膜腔は連続しており経過良好に思えたが、この後2|の歯肉に腫脹が起こった。フラップを開け、肉芽組織を掻爬、歯根を色素で染色してみると破折線がみられた（図21）。

まとめ

　外科的に根尖を処置された歯は、根尖の形状がイレギュラーであり、不完全な逆根管充填材料が充填されている場合は、さらに根管経由で処置することは難しいのではないだろうか。

　Priv-Dozらの症例は、論文中の症例をみる限り、根尖外科処置の失敗といっても、根尖を切除しただけの症例なので、根管経由で治療ができたのかもしれない。さらに複根管歯で根尖を切除した際に露出するイスムスは、根管経由で処置することはできない。

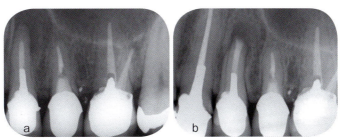

図⓲　a：患歯は|4。逆根管治療にて対応した。b：6ヵ月後。経過は順調に思われた

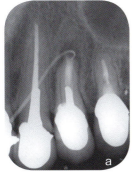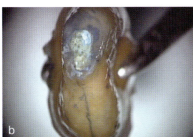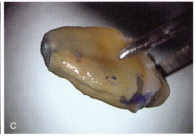

図⓳　a：術後1年で瘻孔が出現。Resurgeryをするも治癒せず抜歯となった。b、c：抜去して歯根を観察してみると、口蓋側に破折線がみられた

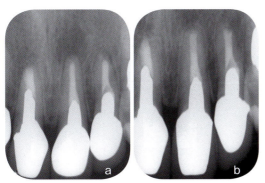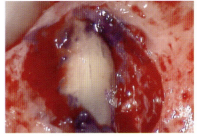

図⓴　a：術前のデンタルX線写真。|1 2を逆根管治療した。b：術後7年。経過は良好であったが、この後、歯肉に腫脹が起こった

図㉑　フラップを開けて肉芽組織を掻爬し、色素で根面を染色すると、破折線がみられた

　筆者は、根尖外科処置のやり直しについては、Songの報告にあるように、Micro-resurgeryにて対応することが適応症も広く良好な結果をもたらすものと考える。

　Resurgeryを行っても、しばらくして再発する症例は歯根破折が疑われるので、Surgical Inspectionが必要になることもある。

【参考文献】
1) Endodontics: colleagues for excellence. AAE Fall, 2010.
2) Peterson J, Gutmann JL: The outcome of Endodontic resurgery. Int Endod J, 34: 169-175, 2001.
3) Gagliani MM, Gorni FGM, Strohmenger L: Periapical resurgery versus periapical surgery: a 5-year longitudinal comparison. Int Endod J, 38: 320-327, 2005.
4) Song M, Shin S, Kim E: Outcomes of Endodontic Micro-resurgery: A prospective clinical study. J Endod, 3: 316-320, 2011.
5) Priv-Doz JM, Leo M, Michel A, Gehrig H, Saure D, Pfefferle T: Outcome of orthograde retreatment after failed apicoectomy: Use of a Mineral Trioxide Aggregate apical plug. J Endod, 41: 613-619, 2015.

Topics 2
Odontogenic Sinusitis

井澤常泰 Tsuneyasu IZAWA （東京都・井澤歯科医院）

　副鼻腔炎の症状は、鼻閉、鼻漏、後鼻漏といった鼻症状に加え、頭痛、頬部痛、顔面圧迫痛を伴うこともある。歯の痛みとして感じることもあり、歯髄炎と誤って抜髄することのないよう、診断にはとくに注意が必要である。

　CBCTは、歯と上顎洞との関係を診断するうえで非常に有効であり、デンタルX線写真などで診断がつかない場合は、CBCTの撮影を勧める（図1～6）。

　いずれにしても、上顎洞炎は患者のQOLにかかわる疾患であり、歯科疾患あるいは歯科処置が原因となることを十分に認識するべきである[1]。これまで、上顎洞炎の10～12％が歯性上顎洞炎であるといわれてきたが[2]、CBCTによる画像診断が可能となったことから、その発生頻度はさらに高いことがわかってきた。

　Patelらは、慢性の上顎洞炎の40％は歯に起因していると報告している[3]。また、Mailletらは、

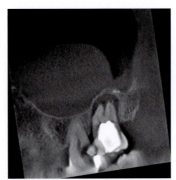

図❶　上顎7。根尖病変と貯留性嚢胞を疑わせる上顎洞内陰影

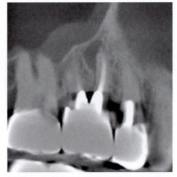

図❷　上顎6。近心根根尖部透過像に対応するように、上顎洞粘膜の肥厚がみられる

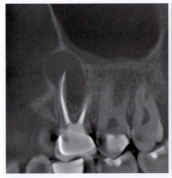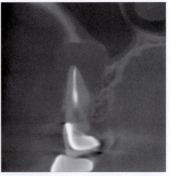

図❸　上顎6の近心根に非常に大きな透過像がみられるが、上顎洞内はわずかに粘膜が肥厚しているだけである

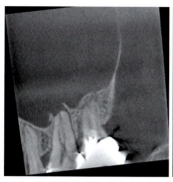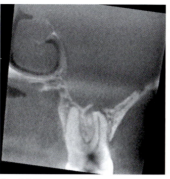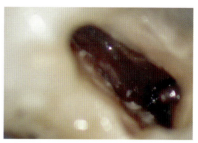

図❹　耳鼻科に通院するも、鼻症状が消退しない症例。上顎7は歯根破折のため抜歯。上顎6は頬側根の根尖が上顎洞と交通している

図❺　上顎6は電気診に反応がなく、根管治療を開始する。髄腔内、根管内には歯髄組織は存在せず、髄腔内は茶褐色に着色しており、根管からの出血、排膿はみられなかった

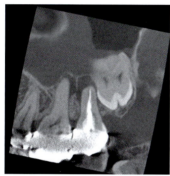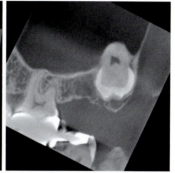

図❻　上顎7。歯性上顎洞炎の原因歯は抜歯されることが多かった。確かに、原因歯を抜歯すれば上顎洞は治癒する

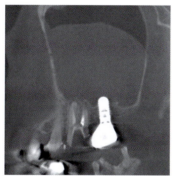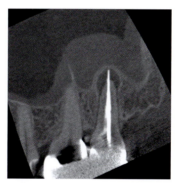

図❼　インプラントが原因とは特定できないが、上顎洞内には炎症像がみられる

図❽　上顎7の口蓋根。根管充填材が根尖をオーバーしている

上顎洞炎を有する患者の上顎小、大臼歯をCBCTにより診査した結果、50％に根尖病変がみられたと報告している[4]。さらにLeeらの歯性上顎洞炎の原因についての報告では、インプラントによるものが37.0％、抜歯によるものが29.6％、根尖病変に起因するものは11.1％であった[5]（図7、8）。

歯性上顎洞炎は片側性にみられることが多く、X線診断では片側性に上顎洞内び漫性陰影、上顎洞粘膜の肥厚がみられる。患歯の根尖には透過像がみられ、透過像に対応するように、上顎洞底粘膜の肥厚、上顎洞底の骨吸収がみられる。歯性上顎洞炎の原因歯は、上顎6が最も多いとの報告がある[4]。それは、上顎6は再治療される頻度が高く[6]、近心根には解剖学的に治療が難しいMB2

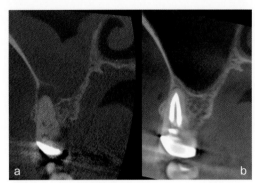

図❾　通法の根管治療により上顎洞も治癒した症例。a：術前。b：術後1年

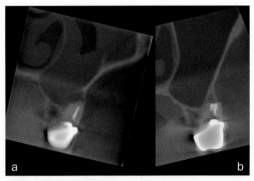

図❿　通法の根管治療により上顎洞も治癒した症例。a：術前。b：術後1年

がかなりの頻度で存在することも要因のひとつかもしれない[7,8]。

　図9は、長期間耳鼻科に通院するも、症状の改善がなかった症例である。上顎6の根尖には透過像があり、上顎洞底の骨は吸収し、根尖の炎症が上顎洞内へ波及しているのがわかる。CBCT画像では近心根に2根管存在するのがみえるので、通法の再根管治療で対応する。右は術後1年である。近心根を根管治療することで上顎洞も治癒しているのがわかる。

　図10は、図9と同様に、上顎6近心根根尖に透過像がみられ、上顎洞底の骨吸収、上顎洞粘膜の肥厚がみられた症例である。CBCT画像で観察してもMB2はみえないが、MB1の位置から口蓋側にMB2の存在を強く疑う。

　筆者は長年、MB2を治療するために補綴物を除去して根管治療を試みてきたが、最近では、CBCT画像上で見えないMB2は、通法の根管治療ができない根管であると考えるようになった。MB2が治療できないのに、補綴物を外して再根管治療することに何の意味があるのだろうか。CBCT時代においても、診断、治療が昔のままでよいのであろうか。

　図11では、ブリッジの支台歯である上顎6の近心根に破折ファイルがみられる。根尖には透過像がみられ、上顎洞底の骨は吸収し、炎症は上顎洞内へと波及している。破折ファイルを根管経由で除去できるかできないかの議論は無意味であり、Minimal Interventionとして逆根管治療を選択した。1年後には根尖も上顎洞も治癒している。

　図12の上顎6の近心根には破折ファイルがあり、遠心根にはレッジの形成がある。根尖に透過像があり、上顎洞底粘膜の肥厚がみられた。逆根管治療で対応できれば簡単だと思われたが、頬舌

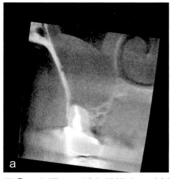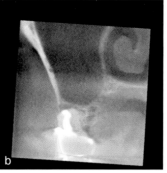

図⓫ 上顎6の近心根根尖に破折ファイルがあり、炎症は上顎洞にまで波及している。患歯はブリッジの支台歯であり、外科的に処置することで根尖、上顎洞とも治癒した。a：術前。b：術後1年

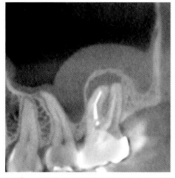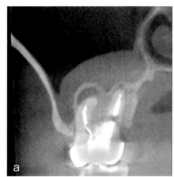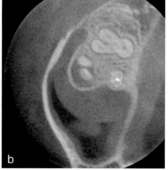

図⓬ 外科的に処置できれば簡単なのであるが

図⓭ a：頬舌断、b：水平断。上顎洞が複雑な形態を呈しているのがわかる

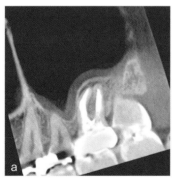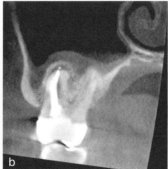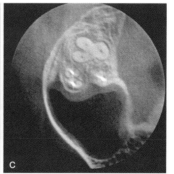

図⓮ 通法の根管治療後1年。まだ完全ではないが治癒傾向が見られる

断、水平断の画像を見ると、歯根と頬側の皮質骨の間に上顎洞が入り込んでおり、逆根管治療は不可能であることがわかる（図13）。

図14は、破折ファイルを除去し、再根管治療1年後。治癒傾向がみられる。

図15は、歯科治療のためCBCTを撮影したところ、上顎洞内に陰影が認められたが症状はなかった。根尖には透過像はなく、耳鼻科受診を勧めたところ、耳鼻科にて外科処置を受けた。

図16の患者は、後鼻漏や痰に血が混じるなどを主訴に耳鼻科を受診したが、治療の対象にはならないとのことであった。上顎6の近心根には透過像があり、上顎洞底の骨は吸収している。患歯にはMODのレジンインレーが装着されているが、症状はなく経過しており、失活した原因は不明である。

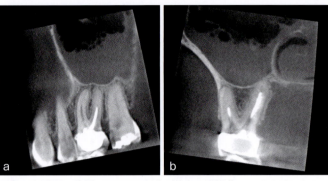

図❶ 上顎洞に陰影はみられるが、根尖に透過像はみられない

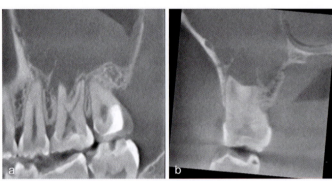

図❶ 患者は鼻症状を訴えて耳鼻科を受診するも、治療の対象にはならないとのことであった

　診断、治療のためにCBCTを撮影する機会が増えると、上顎洞内に陰影がみられる症例に頻繁に遭遇する。歯科医師としては、歯性上顎洞炎の疑いがあればまず歯の治療を行うが、耳鼻科においては、陰影があるだけでは治療の対象にならないのだろうか。CBCTによる画像診断をきっかけに、歯科と耳鼻科との境界領域である上顎洞炎について、新たな治療方針が確立されることを期待する。

【参考文献】
1) 井澤常泰：歯性上顎洞炎に対する歯内療法的対応．日歯内療誌，35：117-124, 2014.
2) 日本鼻科学会編：副鼻腔炎診療の手引き．金原出版，東京，2009：38-40.
3) Patel NA, Ferguson BJ: Odontogenic sinusitis: an ancient but underappreciated cause of maxillary sinusitis. Curr Opin Otolaryngol Head Neck Surg, 20: 24-28, 2012.
4) Maillet M, Bowles WR, McClanahan SL, et al.: Cone-beam computed tomography evaluation of maxillary sinusitis. J Endod, 37: 753-757, 2011.
5) Lee KC, Lee SJ: Clinical features and treatments of odontogenic sinusitis. Yonsei Med J, 51: 932-937, 2010.
6) Hoen MM, Pink FE: Contemporary endodontic retreatments: an analysis based on clinical treatment findings. J Endod, 28: 834-836, 2002.
7) Sempira HN, Hartwell GR: Frequency of second mesiobuccal canals in maxillary molars as determined by use of operating microscope: a clinical study. J Endod, 26: 673-674, 2000.
8) Degemess RA, Bowles WR: Dimension, anatomy and morphology of the mesiobuccal root canal system in maxillary molars. J Endod, 36: 985-989, 2010.

Topics 3
Surgical Inspection

井澤常泰 Tsuneyasu IZAWA （東京都・井澤歯科医院）

　歯根の垂直破折は、予後不良により抜歯に至ることが多い。X線写真上の透過像、瘻孔やポケットの特徴的な出現から、垂直性歯根破折を疑う症例は数多く存在するが、確定診断は破折線を見つけることである。患者に納得してもらうことが、スムーズに次の処置へと進めるキーポイントだと思われる。

　歯根破折は歯冠側から見つかることもあるが、そのためには補綴物を除去しなければならない。補綴物を苦労して除去しても、破折していれば抜歯になることは歯科医師にとっても患者にとってもつらいことである。本項では、逆根管治療を前提に診断的外科処置を行った症例を供覧し、歯根破折の診断に少しでもお役に立てればと思う。

なぜ歯根破折を診断するのか

　垂直性に歯根破折した歯をそのまま口腔内に放置することは、骨吸収に繋がる。

　図1は、破折線に沿って頬側の骨が根尖まで吸収した症例である。垂直性歯根破折の特徴のひとつに限局した深い歯周ポケットの存在があるが、歯周ポケットができる原因が破折線である。

　図2は、まったく歯根破折を疑わず逆根管治療をした症例である。歯根周囲の骨吸収はないが、歯根断面に破折線が見える。このような症例に抜歯を勧めるのは非常に心苦しく、逆根管治療して経過をみた症例もあるが、決して根尖透過像が消退することはない。

　図3～5は、診断に窮する症例かと思われる。X線写真上には根尖透過像がみられないにもかかわらず、歯肉にはアブセスが形成されている。歯根破折を疑ったとしても確定診断ができず、治療は進まない。

　図6～8は、前の症例とは逆に、歯根破折を疑うも破折線がなかなか見つからなかった症例である。透過像が広がった歯根の近心には破折線は見つからず、根尖を切除、根管充填材をレトロチップで除去することで、やっと口蓋側に破折線を見つけることができた。

　図9～11は、長期間にわたり6に不快症状を

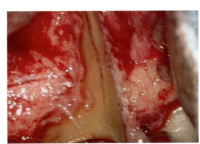

図❶　破折線は根尖にまで達している

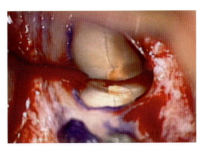

図❷　歯根断面を観察することで破折線が発見できた

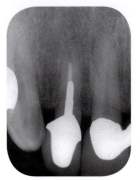

図❸　患歯は2|。X線写真では根尖部に透過像はみられない

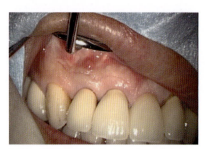

図❹　根尖相当部歯肉にはアブセスが形成されている

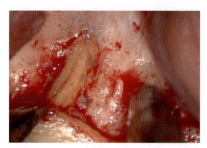

図❺　フラップを開け歯根表面を観察すると、破折線が見つかった

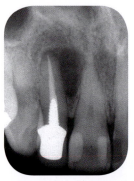

図❻　患歯は2|。歯根破折を疑う透過像がみられるが、まったく症状はない

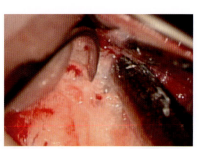

図❼　フラップを開けても唇側の骨に開窓はない

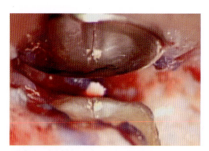

図❽　破折線は口蓋側に見られた

訴えていた症例である。他医院で抜髄根管充塡されたが、根管充塡に問題があるとは思えず、X線上で変化があるまで経過観察をしていたところ、根管充塡から8年後に近心根に透過像がみられた。CBCTも撮影したが、透過像は歯根破折を疑うものではなく、診断的に外科処置を行った。根尖部の肉芽組織を除去するとはっきりと歯根が破折しているのがわかる。

図12～14は、根管治療後数年経過したが、根尖透過像が消退せず歯肉に腫脹が出てきた症例である。CBCT画像を観察しても近心根に破折の徴候はみられない。診断的に外科処置を行い、近心根の断面に破折線を見つけた。

歯根は根尖性に破折することもあり、歯冠側からの観察では破折線は見えない。図15は、根管治療を繰り返すも瘻孔が消退せず、外科的処置により破折線が発見できた症例である。根尖性歯根破折は破折線が及んだ部位まで歯根を切除し、逆根管治療することで歯を保存できる。

まとめ

垂直性歯根破折は診断が難しく、破折を疑いながらも経過をみることが多いのではないだろうか。破折が発見されたからといって、すぐに患者が抜歯に同意するわけでもなく、抜歯するころには、周囲の骨は広範囲に吸収してしまう。

筆者は骨吸収の原因を残しておくことには反対であるが、治療は患者の希望を優先するものであり、必ずしも破折＝抜歯とはならないのが現実である。CBCT画像でも、破折が大きくなるまではわからず、特徴的な透過像を発見するにとどまる。逆根管治療を前提に診断的外科処置を行うことは、確実に歯根破折を見つける手段として有効であると思われる。

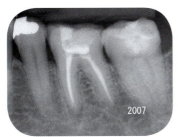

図❾　長期間にわたり不快感を訴えていた6̅。根管充塡8年後、近心根根尖に透過像が出現

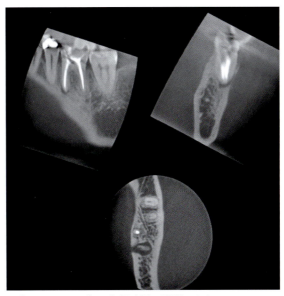

図❿　CBCT画像。歯根破折は診断できない

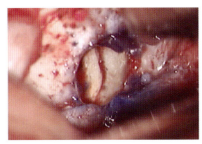

図⓫　診断をかねて根尖を外科処置する。垂直性の歯根破折が見つかった

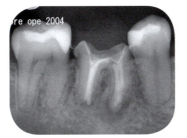

図⓬　患歯は6̅。根管治療を行うも数年後、歯肉に腫脹が現れた

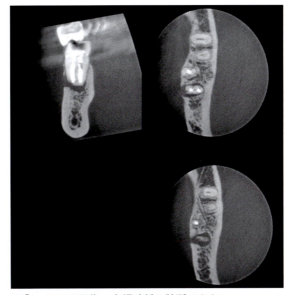

図⓭　CBCT画像。歯根破折は診断できない

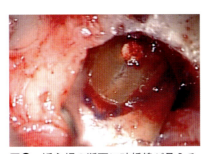

図⓮　近心根の断面に破折線が見える

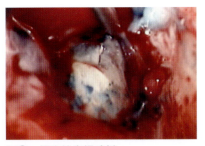

図⓯　根尖性歯根破折

■編著者略歴

井澤常泰（いざわつねやす）

1957年	東京都生まれ
1982年	東京歯科大学卒業
1987年	東京医科歯科大学大学院修了
1989〜1991年	コロンビア大学留学
1994年	ペンシルバニア大学マイクロサージェリーコース修了
1996年	都内開業
1999年	東京医科歯科大学歯学部臨床教授
2000年	井澤歯科医院開設
2002年	新潟大学非常勤講師
2008年	Carl Zeiss社 公認インストラクター
現在に至る	

American Association of Endodontists
日本歯科保存学会
日本歯内療法学会

吉岡隆知（よしおかたかとも）

1965年	青森県生まれ
1991年	東京医科歯科大学卒業
1996年	東京医科歯科大学大学院歯学研究科卒業
1996年	東京医科歯科大学歯学部附属病院　医員
1997年	日本学術振興会　特別研究員
2000年	東京医科歯科大学大学院医歯学総合研究科　助手
2007年	東京医科歯科大学大学院医歯学総合研究科　助教
2010年	吉岡デンタルオフィス開設
2010年	東京医科歯科大学非常勤講師
現在に至る	

日本歯科保存学会　専門医・指導医
日本歯内療法学会　専門医
American Association of Endodontists

Contemporary Endodontics
外科的根管治療の必要性

発行日	2016年10月1日　第1版第1刷
編著者	井澤常泰　吉岡隆知
発行人	濱野 優
発行所	株式会社デンタルダイヤモンド社
	〒113-0033 東京都文京区本郷3-2-15 新興ビル
	電話＝03-6801-5810（代）
	http://www.dental-diamond.co.jp/
	振替口座＝00160-3-10768
印刷所	株式会社エス・ケイ・ジェイ

Ⓒ Tsuneyasu IZAWA, Takatomo YOSHIOKA, 2016

落丁、乱丁本はお取り替えいたします

● 本書の複製権・翻訳権・上映権・譲渡権・公衆送信権（送信可能化権を含む）は㈱デンタルダイヤモンド社が保有します。

● JCOPY 〈（社）出版者著作権管理機構 委託出版物〉
本書の無断複写は著作権法上での例外を除き禁じられています。複写される場合は、そのつど事前に㈳出版者著作権管理機構（TEL：03-3513-6969、FAX：03-3513-6979、e-mail：info@jcopy.or.jp）の許諾を得てください。